Thilo Schleip

Fructose-Intoleranz
Wenn Fruchtzucker krank macht

- Schluss mit den Beschwerden im Bauch
- Endlich die richtige Diagnose finden
- Geeignete Nahrungsmittel auf einen Blick

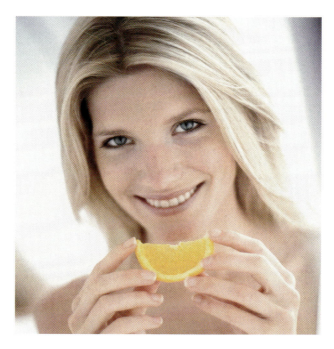

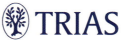

Weg zur Beschwerdefreiheit

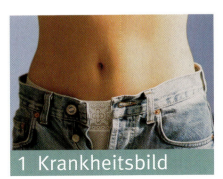

1 Krankheitsbild

Zu diesem Buch	7

Wie sich eine Fructose-Intoleranz zeigt — 9

Wenn Obst und Gemüse krank machen — 10
- Gesund leben und trotzdem krank! — 11
- Fructose-Intoleranz – ein unerkanntes Leiden — 12

Leide ich unter Fructose-Intoleranz? — 15
- Ein erster Schritt: Der Selbsttest-Fragebogen — 16
- Verschiedene Formen der Fructose-Intoleranz — 18
- Wichtige Verdauungs- und Stoffwechselvorgänge — 22

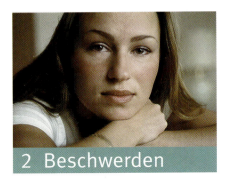

2 Beschwerden

Typische Symptome der Fructose-Intoleranz — 25

Magen- und Darmbeschwerden — 26
- Unruhe im Darm — 26
- Ist die Darmflora schuld? — 29

Weitere mögliche Symptome — 30
- Depressionen — 30
- Folsäuremangel — 31
- Zinkmangel — 33

Alle Symptome auf einen Blick — 34

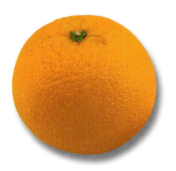

Inhalt

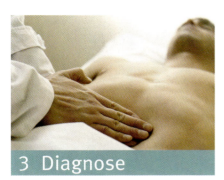

3 Diagnose

Wie stellt der Arzt eine Fructose-Intoleranz fest? 37
Der H$_2$-Atemtest 38
- Was Sie bei einem H$_2$-Atemtest erwartet 40
- Wie beweiskräftig ist der H$_2$-Atemtest? 42

So wird eine hereditäre Fructose-Intoleranz festgestellt 43
Fehldiagnosen nicht ausgeschlossen! 44

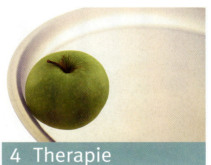

4 Therapie

So werden Sie beschwerdefrei 47
Die Ernährung umstellen 48
- Die fructosereduzierte Diät 49
- Die Auslassdiät 50
- Fructosearme Lebensmittel für die Auslassdiät 52

Was Sie sonst noch tun können 56
- Nahrungsergänzung durch Zink und Folsäure 56
- Aufbau der Darmflora 57
- Therapie durch Antibiotika 57
- Linderung durch Glucose 59

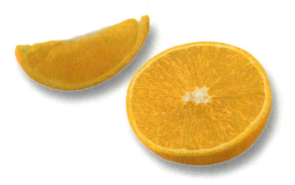

Weg zur Beschwerdefreiheit

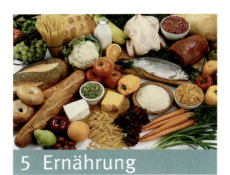

5 Ernährung

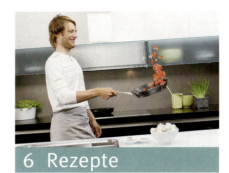

6 Rezepte

Welche Lebensmittel sind geeignet? 61
Grundnahrungsmittel 62
- Obst 62
- Gemüse 65
- Milchprodukte 67
- Kohlenhydrathaltige Lebensmittel 69
- Fleisch, Fisch und Wurstwaren 70
- Brot und Backwaren 70

Getränke 73
Sonstige Lebensmittel 76
- Sorbit (E 420) und andere künstliche Süßstoffe 78
- Auf einen Blick: Geeignete und ungeeignete Lebensmittel bei Fructose-Intoleranz 81
- Praxistipps für einen gesunden Darm 82

Fructosearm genießen 85
Suppen & Snacks 87
Fleisch & Fisch 91
Vegetarisches 98
Süßes 99

Stichwortverzeichnis 100

Zu diesem Buch

Noch vor wenigen Jahren war ich in der gleichen Situation, in der Sie sich vielleicht gerade befinden. Ich litt unter einer Vielzahl unberechenbarer Gesundheitsbeschwerden, die wie aus dem Nichts aufzutauchen schienen und mir das Leben zur Qual machten. Ich war zunehmend überfordert durch Alltagssituationen und bald kaum noch in der Lage, mein Leben nach meinen Vorstellungen zu gestalten. Erst nach über 10-jähriger Arzt-Odyssee diagnostizierte man bei mir eine Laktose-Intoleranz, von der ich bis dato nie etwas gehört hatte. Brauchbare Informationen für Betroffene waren seinerzeit noch Mangelware, und so stellte ich meine eigenen Nachforschungen über diesen so weit verbreiteten Enzymdefekt an. Schon bald kam ich zu dem Schluss, dass ein seriöser Gesundheitsratgeber nicht nur mir, sondern Millionen von Leidensgenossen weiterhelfen würde. Also wertete ich die Erkenntnisse der medizinischen Wissenschaft aus, kombinierte sie mit den Praxiserfahrungen vieler Betroffener und verfasste mein erstes Buch, welches mittlerweile in mehrere Sprachen übersetzt und in zahlreichen Auflagen nachgedruckt wurde.

Meine weiteren Recherchen führten mich über das Reizdarmsyndrom, die Histamin-Intoleranz bis hin zur Fructose-Intoleranz. Zu all diesen Themen verfasste ich, aus den gleichen Gründen und nach derselben Vorgehensweise wie beim ersten Buch, praktisch orientierte Gesundheitsratgeber für Menschen, die einen vergleichbaren Leidensweg hinter sich haben wie ich. Wie sich herausstellte, sollten dies weitaus mehr sein, als ich anfangs geglaubt hatte. Dass Sie bereits die zweite und verbesserte Auflage dieses noch so neuen Ratgebers in Händen halten, ist ein weiterer Beleg dafür. Die überwältigende Nachfrage nach Informationen zur Fructose-Intoleranz brachte mich auch auf die Idee, ein Kochbuch und einen Einkaufsratgeber zu diesem Thema zu verfassen.

Ein weiterer Schritt in diese Richtung war die Gründung meiner Firma »Laktonova Gesundheitsprodukte«. Erstmals gab es nun ein Sortiment von Nahrungsergänzungen speziell für Menschen mit Nahrungsmittel-Unverträglichkeiten und Reizdarmsyndrom sowie bundesweite Informationsveranstaltungen für Patienten. Positiver Nebeneffekt meiner Arbeit war und ist, dass ich täglich mit Menschen zu tun habe, welche die genannte Thematik am eigenen Leib erfahren haben und ihre Erkenntnisse mit mir teilen. Auch wenn sich im Bereich Patientenaufklärung in den letzten Jahren einiges getan hat, so ist diese Entwicklung nach meiner Einschätzung noch lange nicht abgeschlossen. Denn solange Mediziner Magen- und Darmspiegelungen durchführen, bevor Nahrungsmittel-Intoleranzen abgeklärt worden sind, gibt es noch erheblichen Informationsbedarf auf beiden Seiten. Ich freue mich, meinen Teil dazu beitragen zu dürfen und wünsche Ihnen viele neue Erkenntnisse bei der Lektüre dieses Buches.

Ihr Thilo Schleip

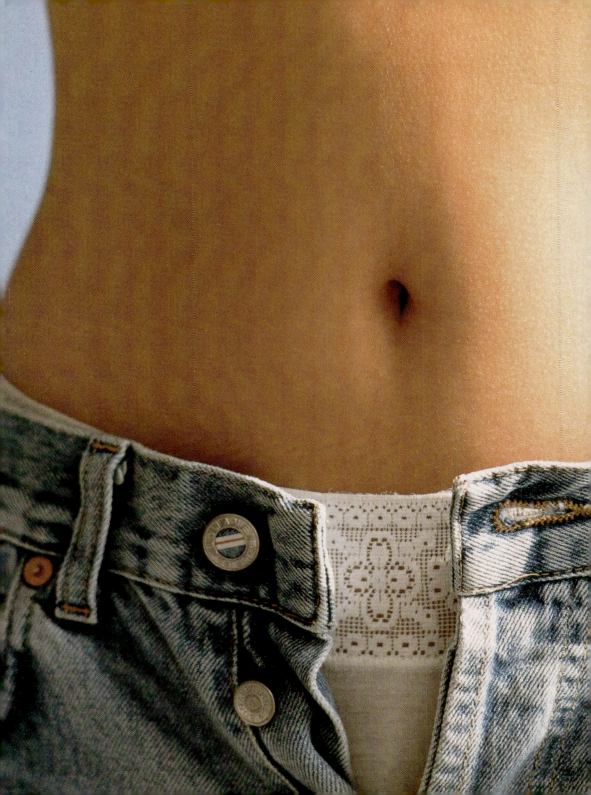

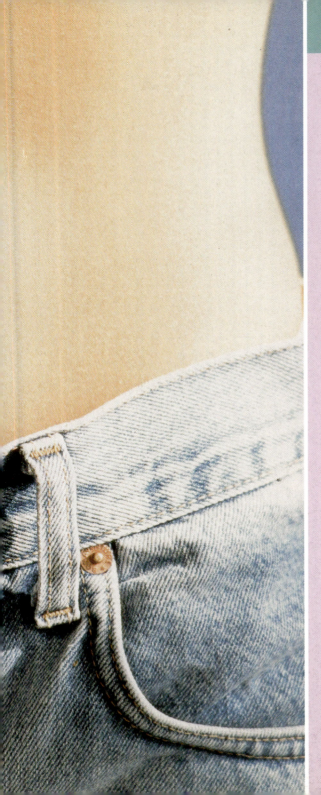

1 Krankheitsbild

Wie sich eine Fructose-Intoleranz zeigt

»Obst und Gemüse sind gesund und sollten so oft wie möglich verzehrt werden.« Diesen Ratschlag lesen und hören Sie überall. Doch wenn Sie ihn befolgen, leiden Sie unter Völlegefühl und Blähungen. Dann haben Sie womöglich – wie so viele Menschen – eine Fructose-Intoleranz. Und das viel gepriesene Obst und Gemüse macht Sie nicht gesund, sondern krank. Wie und warum sich die Fructose-Intoleranz im Einzelnen zeigt, beschreibt das folgende Kapitel. Hier finden Sie auch einen Selbsttest, der Ihnen das Erkennen einer Fructose-Intoleranz erleichtert.

1 Krankheitsbild

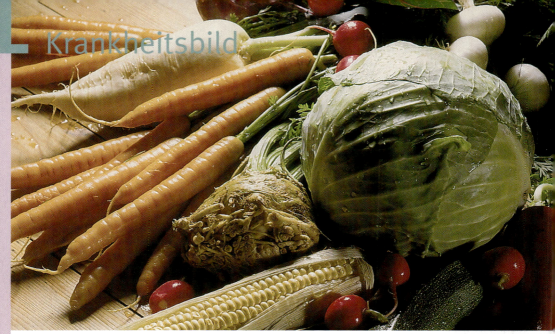

Wenn Obst und Gemüse krank machen

Ob als Diät gegen Frühjahrsmüdigkeit oder den unvermeidlichen Winterspeck, nahezu täglich werden wir durch Zeitschriften und Fernsehbeiträge zu einer gesunden, nährstoff- und vitaminreichen Ernährung angehalten. Egal ob Glyx-, Säure-Basen- oder Brigitte-Diät, ohne Obst-, Gemüse & Co geht gar nichts. Körperlich attraktiv, fit und möglichst auch noch gesund: So fühlen wir uns den Anforderungen des Alltags gewachsen. Willig und erwartungsvoll folgen wir den ebenso gut gemeinten wie meist auch wissenschaftlich untermauerten Ernährungstipps der Experten. Doch was ist, wenn der erwartete Erfolg ausbleibt? Wenn wir uns – trotz gesunder Ernährung und eiserner Disziplin – nicht fit und schön fühlen? Wenn wir stattdessen unter den unterschiedlichsten Befindlichkeitsstörungen leiden ...

Gesund leben und trotzdem krank!

Ein Glas Multivitaminsaft zum Frühstück, Obst und Gemüse über den Tag verteilt, und ab und zu ein kalorienreduziertes Diätmenü. Eine so vernünftige Ernährung kann doch unmöglich Ursache für Gesundheitsstörungen sein, sollte man zumindest meinen. Tatsächlich aber ist gerade diese vorbildliche Lebensweise häufig Ursache für bislang unerklärliche Magen- und Darmbeschwerden, ja sogar für Depressionen und Nährstoff-Mangelerscheinungen.

Warum treten diese Beschwerden gerade nach dem Verzehr von Lebensmitteln auf, die allgemein als besonders gesund, vitamin- und nährstoffreich anerkannt sind, wie beispielsweise Obst und Gemüse? Auslöser solcher Beschwerden ist der in diesen Lebensmitteln enthaltene Fruchtzucker, auch bekannt als Fructose. Wer nach dem Konsum alltagsüblicher Mengen dieses Kohlenhydrats Beeinträchtigungen der Gesundheit und des Wohlbefindens verspürt, der leidet vermutlich unter einer Fructose-Intoleranz. Wie der Name schon vermuten lässt, handelt es sich um eine Unverträglichkeit des Kohlenhydrats Fructose, welches naturgemäß in allen Obst- und Gemüsesorten enthalten ist. Man bezeichnet dieses Krankheitsbild auch als Fruchtzucker-Unverträglichkeit oder Fructose-Malabsorption.

Der Grund für diese Fruchtzucker-Unverträglichkeit ist in den meisten Fällen eine Störung der Aufnahme bzw. Verwertung der Zuckerstoffe im Dünndarm. Ursache dafür ist ein defektes Transportsystem im Dünndarm, welches dazu führt, dass die Fructose nicht oder in nicht ausreichendem Maße verdaut wird. Völlegefühl, Blähungen und durchfallartige Störungen sind die Folgen, die den Betroffenen das Leben zur Qual machen. Wird auf diese Krankheit langfristig nicht mit einer fruchtzuckerarmen Diät eingegangen, so drohen bisweilen sogar depressive Verstimmungen und verschiedene Nährstoff-Mangelerscheinungen.

Info
Obst und Gemüse enthalten das Kohlenhydrat Fructose (Fruchtzucker). Treten nach Genuss dieser Lebensmittel Beschwerden auf, besteht der Verdacht auf eine Fructose-Intoleranz.

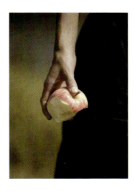

▲ Genuss mit Reue: Äpfel enthalten viel Fruchtzucker.

Info
Ursache der Fructose-Intoleranz ist ein defektes Transportsystem im Dünndarm. Die Störung verhindert eine ausreichende Verdauung und Verwertung des Fruchtzuckers.

1 Krankheitsbild

Wichtig
Die in diesem Buch veröffentlichten Tipps, Rezepte und Erläuterungen beziehen sich – wenn nicht anders angegeben – ausschließlich auf die intestinale Fructose-Intoleranz (Fructose-Malabsorption) und sind für Patienten mit hereditärer Fructose-Intoleranz nicht geeignet!

In seltenen Fällen kann auch ein vererbbarer Enzymdefekt Auslöser einer Fructose-Intoleranz sein, ein Befund, der in diesem Buch nur am Rande Erwähnung findet. Man spricht dann von einer hereditären Fructose-Intoleranz (siehe Seite 19 f.).

Fructose-Intoleranz – ein unerkanntes Leiden

Nach Schätzungen leiden etwa 30 Prozent der europäischen Bevölkerung unter einer Fructose-Intoleranz. Angesichts dieser Zahlen sollte man eigentlich meinen, dass die Abklärung einer Fructose-Intoleranz bei der Diagnostik unklarer Gesundheitsbeschwerden zur Routine gehört. Doch bislang ist diese Nahrungsmittel-Unverträglichkeit nicht nur den Betroffenen, sondern auch vielen Medizinern unbekannt. Nicht selten werden Patienten mit der Diagnose »Reizdarmsyndrom« (siehe Seite 45) vertröstet, noch häufiger werden sogar psychische Faktoren als Ursache der Gesundheitsbeschwerden vermutet. Und so dauert es oft Jahre oder gar Jahrzehnte, bis die richtige Diagnose gestellt wird. Dies verdeutlicht auch der Erfahrungsbericht einer 31-jährigen Mutter, die einen für diese Krankheit typischen Leidensweg hinter sich hat (s. Kasten Seite 13).

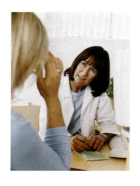

▲ Oft wird erst nach einer langen Ärzteodyssee die richtige Diagnose gestellt.

Eine Fructose-Intoleranz kann mittels eines vergleichsweise einfachen Verfahrens nachgewiesen werden, daher sollte man meinen, dass jeder Betroffene über seine Krankheit Bescheid weiß. Doch genau das Gegenteil ist der Fall: Viel zu selten verordnet der Arzt einen entsprechenden Atemtest, wenn der Patient über unklare Bauchbeschwerden klagt, und viel zu häufig werden die Betroffenen mit ihren zahlreichen, teilweise diffusen Symptomen fehldiagnostiziert. Darüber hinaus sehen sie sich mit dem Verdacht konfrontiert, allein seelische Gründe seien für ihre Krankheit verantwortlich.

Wenn Obst und Gemüse krank machen

Aber wie kann es sein, dass die Diagnose der Fructose-In-toleranz – im Weiteren zur Vereinfachung mit FI ab-gekürzt – eine solche Außenseiterstellung einnimmt? Dafür gibt es vermutlich mehrere Gründe: Zum einen in-terpretiert man Verdauungsbeschwerden nach dem Ge-nuss größerer Mengen an Fruchtzucker nicht unbedingt als eine ernst zu nehmende Krankheit. Schließlich ist na-hezu jedes Lebensmittel ab einer gewissen Menge un-

»Ich hatte schon immer Probleme mit meiner Verdauung«

Gaby B., 31 Jahre, Mutter einer 8-jähri-gen Tochter, schreibt: »Kleinere Proble-me mit meiner Verdauung hatte ich ei-gentlich schon immer. Bereits als Jugendliche bekam ich alle paar Tage Bauchschmerzen und gelegentlich auch Durchfall. Verschiedene Arztbesu-che über einen Zeitraum von mehreren Jahren brachten aber keinen Aufschluss über irgendwelche Krankheiten, statt-dessen wurden seelische Faktoren als Auslöser vermutet. Und so hielt ich die-se Störungen für normal und nahm sie meist nicht weiter zur Kenntnis. Weder während meiner Ausbildung zur Büro-kauffrau vor rund 10 Jahren noch in der anschließenden Zeit als Hausfrau und Mutter haben mich die Beschwerden so sehr beeinträchtigt, dass ich mir ernst-haft Sorgen machte. Dies änderte sich, als ich mir und meiner Familie eine ge-sündere Ernährungsweise verordnete und den Speiseplan mit Fruchtsäften sowie viel Obst und Gemüse anreicher-te. Die anfängliche Hoffnung auf Besse-rung meiner Bauchbeschwerden ver-flog schnell. Schlimmer noch, die Durchfälle traten von da an fast täglich auf, und ich fühlte mich zu dieser Zeit

krank und ausgelaugt. Weil auch meine damals 7-jährige Tochter nun häufiger über Bauchschmerzen klagte, suchte ich mit ihr einen Kinderarzt auf und klärte ihn bei dieser Gelegenheit auch über unsere neuen Ernährungsge-wohnheiten auf. Er riet mir, zunächst auf die Verwendung von Multivita-minsäften und Honig zu verzichten. Weil sich daraufhin nicht nur der Zu-stand meiner Tochter besserte, son-dern auch mein eigener, verordnete mein Hausarzt mir sechs Wochen spä-ter einen H_2-Atemtest zum Nachweis einer Fruchtzucker-Unverträglichkeit. Das Testergebnis war positiv! Bei einer Ernährungsberatung erfuhr ich dann, welche Speisen ich besser meiden oder nur in geringem Umfang konsumieren sollte und was ich sonst noch tun kann, um die Verträglichkeit von Obst und Gemüse zu verbessern. Seit ich mich an diese Ratschläge halte, bin ich quasi beschwerdefrei, fühle mich fit und ge-sund und lebe förmlich auf. Durchfälle und Bauchschmerzen, wie ich sie seit meiner Kindheit als Normalzustand kannte, sind seitdem nicht mehr aufge-treten.«

AUS DEM LEBEN

1 Krankheitsbild

bekömmlich und schwer verdaulich. Dabei wird aber übersehen, dass Menschen mit FI meist gar nicht wissen, dass sie gewohnheitsmäßig viel Fruchtzucker zu sich nehmen. Folglich können sie auch den Verursacher ihrer Beschwerden nicht identifizieren. Gerade wer meint, sich besonders verantwortungsbewusst zu ernähren (wie Frau B. siehe Kasten), wird bei Vorliegen einer FI genau den gegenteiligen Effekt erzielen.

Wichtig

Viele Fertigprodukte enthalten Fructose, teils in beträchtlichen Mengen, ohne dass der Verbraucher sich dessen bewusst ist.

Auch die Errungenschaften der Lebensmittelindustrie tragen zur Verschärfung der Problematik bei: Aus technologischen Gründen wird unzähligen Speisen und Getränken heutzutage Fructose beigemengt, wodurch der Verbraucher im Laufe eines Tages ganz beträchtliche Mengen dieses Kohlenhydrats zu sich nimmt. In den meisten Fällen weiß er davon aber nichts.

INFO

Veränderte Essgewohnheiten

Zu bedenken ist auch, dass sich die Essgewohnheiten der Nord- und Mitteleuropäer in den letzten Jahrzehnten sehr verändert haben: Galten Südfrüchte, exotische Obst- und Gemüsesorten und Säfte früher noch als besondere, weil teure Delikatesse, so nehmen sie auf dem heutigen Speiseplan einen festen Platz ein. Nahezu täglich und zu jeder Jahreszeit konsumieren wir ein Vielfaches der Fruchtzuckermenge wie noch vor 30 Jahren. Für die Mehrzahl der Menschen ist der Konsum dieser Vitaminspender ein gesunder Genuss, weil sie den darin enthaltenen Fruchtzucker problemlos tolerieren. Für 3 von 10 Personen gilt dies allerdings nicht: Sie leiden unter einer Fructose-Intoleranz.

Leide ich unter Fructose-Intoleranz?

Viele Menschen leiden mehr oder minder häufig an Magen- und Darmbeschwerden wie Bauchkrämpfen, Durchfall und Blähungen. Manche arrangieren sich mit den Beschwerden, andere entwickeln mit der Zeit einen starken Leidensdruck und haben eine Odyssee durch zahlreiche Arztpraxen hinter sich. Vielleicht geht es Ihnen wie letzteren, und Sie haben nun den Verdacht, zu den 30 Prozent der Betroffenen zu gehören, die an Fructose-Intoleranz leiden. Dann finden Sie in diesem Buch einen Selbsttest-Fragebogen, anhand dessen Sie vorab eine Verdachtsdiagnose stellen können. Das Ergebnis können Sie im Bedarfsfall mit Ihrem Hausarzt oder einem Ernährungsberater besprechen, welcher gegebenenfalls zur sicheren Diagnose einen H_2-Atemtest veranlassen wird.

▲ Obst gehört zu den am schlechtesten verträglichen Lebensmitteln bei Fructose-Intoleranz.

Auf den folgenden Seiten erfahren Sie alles Wissenswerte über die medizinischen Hintergründe Ihres Leidens und bekommen wertvolle Tipps für den praktischen Umgang mit der FI, beginnend mit der Frage, welche Lebensmittel in welchen Mengen für Sie verträglich und gesund sind bis hin zur Einkaufshilfe für den Supermarkt.

Auch wenn die Erkenntnis, unter einer Fruchtzucker-Unverträglichkeit zu leiden, im ersten Moment für Sie wie ein Schock wirken mag: Es gibt keinen Grund zu verzweifeln. Um Ihre Beschwerden zu lindern, sind zwar gewisse

(Fortsetzung auf Seite 18)

1 Krankheitsbild

SELBSTTEST

Ein erster Schritt:
Der Selbsttest-Fragebogen

Mit Hilfe des folgenden Selbsttest-Fragebogens können Sie ermitteln, ob Ihre Beschwerden unter Umständen durch eine FI bedingt sind. Kommen Sie nach der Auswertung Ihrer Antworten zu einem positiven Ergebnis, so sollten Sie eine Arztkonsultation zwecks Durchführung eines H_2-Atemtests in Erwägung ziehen (Details zu diesem Nachweisverfahren für FI finden Sie in Kapitel 3).

Bitte nehmen Sie sich für die Beantwortung der Fragen ausreichend Zeit. Falls Sie eine Gesamtpunktzahl von über 20 erreichen, so muss eine Fruchtzucker-Unverträglichkeit als Auslöser Ihrer Gesundheitsbeschwerden zumindest in Betracht gezogen werden. Allerdings sollte zuvor sichergestellt sein, dass keine weiteren Erkrankungen vorliegen. Dieser Test ersetzt also keinen Arztbesuch, den Sie zur Abklärung organischer Ursachen vorab unbedingt vorgenommen haben sollten!

Wichtig Nach dem Verzehr fructosehaltiger Lebensmittel können die Beschwerden bereits nach wenigen Minuten, in bestimmten Fällen auch erst nach 1–2 Tagen auftreten.

Bitte beachten Sie bei der Beantwortung der Fragen, dass ein »Wirkungseintritt« nach Verzehr unverträglicher Lebensmittel innerhalb weniger Minuten (z.B. nach der Einnahme von Flüssigkeiten auf leeren Magen), aber auch erst nach 1–2 Tagen (bei schweren Mahlzeiten) erfolgen kann. Wichtig zu wissen ist außerdem, dass das Beschwerdebild der FI unter anderem sehr von der Menge des eingenommenen Fruchtzuckers abhängt. Die FI kann daher als Auslöser leichter Beschwerden lange unentdeckt bleiben. Nicht selten werden erst durch den Konsum großer Mengen an Fruchtzucker, beispielsweise durch ein geändertes Essverhalten, die Zusammenhänge zwischen Ernährung und Beschwerden aufgedeckt. Bitte berücksichtigen Sie dies bei Ihren Antworten.

Und so wird's gemacht: Bitte kreuzen Sie in jeder Reihe jeweils nur eine Antwort an und zählen Sie zum Schluss alle Punkte zusammen.

Leide ich unter Fructose-Intoleranz?

1. Leiden Sie in zeitlichem Zusammenhang mit dem Verzehr folgender Lebensmittel unter Beschwerden?	Nie (0 Punkte)	Manchmal (1 Punkt)	Häufig (2 Punkte)
Fruchtsäfte/Multivitaminsäfte			
Obst			
Diät- bzw. Diabetikermenüs mit Zuckeraustausch-stoffen			
Honig			
Zuckerfreie Kaugummis			
Marmelade			
Gemüse			
Trockenobst			
Süßwaren			
2. Leiden Sie vereinzelt bis häufig unter einem oder mehreren der hier genannten Symptome?	Nie (0 Punkte)	Manchmal (1 Punkt)	Häufig (2 Punkte)
Durchfallartige Beschwerden/Durchfall			
Blähungen			
Bauchschmerzen (Oberbauchbeschwerden)			
Übelkeit nach dem Essen			
Krampfartige Leibschmerzen			
Völlegefühl			
Aufstoßen			
3. Wie häufig leiden Sie unter den hier aufgeführten Stimmungseintrübungen?	Nie (0 Punkte)	Manchmal (1 Punkt)	Häufig (2 Punkte)
Depressive Verstimmungen			
Stimmungsschwankungen			
Leistungstiefs			
Depressionen			
4. Was trifft auf Sie zu?	Liegt nicht vor (0 Punkte)	Liegt vor (3 Punkte)	
Nachgewiesener Zinkmangel			
Nachgewiesener Folsäuremangel			
Reizdarmsyndrom diagnostiziert			
Laktose-Intoleranz diagnostiziert			
Histamin-Intoleranz diagnostiziert			
Häufige Arztkonsultationen wegen unklarer Beschwerden ohne eindeutige Diagnose			
Langjähriges Beschwerdebild			

Auswertung: Falls Sie insgesamt mehr als 20 Punkte haben, ist die Abklärung einer Fructose-Intoleranz empfehlenswert!

1 ⌐ Krankheitsbild

Einschränkungen und das Erlernen eines neuen Essverhaltens erforderlich. Doch es wird Sie freuen zu hören, dass es kein Lebensmittel gibt, das Sie zukünftig nicht mehr konsumieren dürfen. Da die FI – im Gegensatz zur echten Lebensmittel-Allergie – erst nach dem Verzehr einer bestimmten Menge an Fruchtzucker Probleme bereiten kann, gibt es prinzipiell kein »verbotenes« Lebensmittel für die Betroffenen. Im 5. Kapitel dieses Buches erfahren Sie, welche Folgen dies für Mengen und Zubereitung der Speisen hat.

Eine fructosearme Ernährung ist nicht gleichzusetzen mit Verzicht und Eintönigkeit, wie Ihnen der Rezeptteil im Anhang dieses Buches beweist. Mit Hilfe einfach nachzukochender Rezeptvorschläge wird es Ihnen spielend gelingen, einen abwechslungsreichen Speiseplan für eine fructosereduzierte Diät zu erstellen. Dabei sind die Rezeptvorschläge nicht als strenge Anleitung für einen Diätplan zu verstehen, sondern als eine Anregung zum Ausprobieren und Experimentieren.

INFO

Der aufgeklärte Patient

Fructose-Intoleranz bedeutet nicht, lebenslang auf fruchtzuckerhaltige Speisen zu verzichten. Wer gut über seine Krankheit informiert ist, der verfügt auch über einen reichhaltigen Speiseplan. Mit dem Wissen um die medizinischen Aspekte der FI und mit den praktischen Tipps dieses Buches sollte es Ihnen zukünftig gelingen, auch ohne fremde Hilfe zu entscheiden, welche Ernährungsweise für Sie die richtige ist. Unberechenbare Probleme mit Magen und Darm werden dann schon bald der Vergangenheit angehören.

Verschiedene Formen der Fructose-Intoleranz

Grundsätzlich unterscheidet man zwischen zwei Arten der Fructose-Intoleranz. Obwohl sich die beiden Krankheitsbilder in manchen Punkten sehr ähnlich sind, muss wegen der Unterschiedlichkeit ihrer Auswirkungen dennoch streng zwischen beiden Formen unterschieden werden:

1. Die intestinale Fructose-Intoleranz

Bei der intestinalen Fructose-Intoleranz, die auch als Fructose-Malabsorption bezeichnet wird, handelt es sich um eine Störung des Fructosetransportes im Darm (intestinal). Ursache dieser Verdauungsstörung ist ein defektes Transportsystem mit dem Namen GLUT-5. Man schätzt, dass in unserem Kulturkreis etwa 3 von 10 Personen unter einer mehr oder minder schwer ausgeprägten Form dieser Nahrungsmittel-Unverträglichkeit leiden. Die Erläuterungen und Ratschläge in diesem Buch beziehen sich ausschließlich auf diese intestinale Form der FI.

2. Die hereditäre Fructose-Intoleranz

Viel seltener und in ihren Auswirkungen schwerwiegender ist die hereditäre, also erblich bedingte Form der FI, im Folgenden kurz HFI genannt. Bei einem von etwa 20.000 Neugeborenen lässt sich diese Krankheit feststellen. Es handelt sich bei der HFI um einen Enzymdefekt, der bei Diätfehlern bereits nach dem Abstillen zu lebensbedrohlichen Zuständen führen kann. Eine streng fructosefreie Kost ist daher dringend anzuraten. An dieser Stelle

Wichtig
Menschen, die unter hereditärer Fructose-Intoleranz (HFI) leiden, müssen lebenslang auf den Konsum von Fruchtzucker verzichten.

Formen der Fructose-Intoleranz	
Intestinale Fructose-Intoleranz (Fructose-Malabsorption)	Hereditäre Fructose-Intoleranz (vererbte Form)
• Nahrungsmittel-Unverträglichkeit • Störung des Fructose-Transporters GLUT-5 • moderate Diät erforderlich • betrifft 30 von 100 Menschen	• angeborene Stoffwechselstörung • Defekt des Enzyms Aldolase B • strenge Diät erforderlich • betrifft 1 von 20.000 Neugeborenen

◀ Die beiden Formen der Fructose-Intoleranz unterscheiden sich grundlegend voneinander.

1 Krankheitsbild

nochmals der Hinweis: Für Menschen mit einer hereditären Fructose-Intoleranz (HFI) ist dieses Buch nicht geeignet!

Sowohl die intestinale als auch die hereditäre Form der FI sind nur wenig bekannt. Letztere wird in der Regel bereits im frühen Kindheitsstadium diagnostiziert und ist daher insbesondere Kinderärzten ein Begriff. Mütter werden auf die krankhaften Veränderungen ihres Säuglings aufmerksam, wenn es nach der Umstellung von Muttermilch auf obsthaltige Beikost zu Erbrechen, Zittern und anderen Anzeichen einer Unterzuckerung kommt. Oft lehnen von HFI betroffene Kinder auch instinktiv alles Süße, aber auch Obst und jegliche Gläschenkost ab, so dass die Krankheit für einen gewissen Zeitraum unentdeckt bleibt. Auffallend bei Menschen mit HFI ist bisweilen das kariesfreie Gebiss.

Info Ursache der hereditären Fructose-Intoleranz ist ein fehlendes oder unvollständiges Enzym: Fructose-1-Phosphat-Aldolase, auch Aldolase B genannt.

Hervorgerufen wird die HFI, also die angeborene, sehr schwere Form der Fructose-Unverträglichkeit, durch ein unvollständiges oder fehlendes Enzym mit dem Namen Fructose-1-Phosphat-Aldolase, kurz Aldolase B. Folge dieses Enzymmangels ist eine Ansammlung von Fructose-1-Phosphat in Leber, Nieren und Darm. Die toxischen (giftigen) Stoffwechselprodukte, die sich in der Leber angesammelt haben, führen zu schlechten Leberbefunden, die bei Erwachsenen nicht selten mit den Folgen einer Alkoholabhängigkeit verwechselt werden. Wird nun Fruchtzucker zugeführt, so verhindert das angehäufte Fructose-1-Phosphat Teilung und Aufbau von lebenswichtigem Traubenzucker, auch Glucose genannt (es handelt sich bei der Glucose um den eigentlichen »Blutzucker«). Diese Stoffwechselstörung kann letztlich zu einer gefährlichen Unterzuckerung führen. Schon allein der in einer halben Banane enthaltene Fruchtzucker kann ein lebensbedrohliches Koma auslösen.

Im Gegensatz zu früher, als die hereditäre FI zumeist tödlich verlief, kann man heute durch eine frühe Diagnose und entsprechende Diät schwerwiegende Schäden rechtzeitig abwenden. Voraussetzung ist, dass der Konsum von Fruchtzucker ein Leben lang konsequent unterbunden wird. Dies gilt nicht nur für die in freier Form befindliche Fructose in Obst und Gemüse, sondern auch für die in anderen Kohlenhydraten gebundene Fructose. Menschen, die unter HFI leiden, müssen also auch so geläufige Zuckerarten wie den Haushaltszucker, der zur einen Hälfte aus Glucose und zur anderen Hälfte aus Fructose besteht, strikt meiden. Schon bei kleinsten Diätfehlern drohen Unterzuckerung sowie schwere Leber- und Nierenschäden. Die hereditäre Fructose-Intoleranz ist nach dem heutigen Stand der medizinischen Wissenschaft nicht heilbar.

Wichtig
Bei HFI ist Fructose strikt zu meiden. Bei Diätfehlern drohen Leber- und Nierenschäden.

Die Auswirkungen einer intestinalen FI sind glücklicherweise nicht so schwerwiegend wie die der hereditären Form. Gleichwohl können die durch Fructose-Malabsorption verursachten Beschwerden den Betroffenen das Leben zur Qual machen, insbesondere wenn der Fruchtzucker als Auslöser noch nicht erkannt wurde.

INFO

Haushaltszucker ist unbedenklich

Vielleicht erinnern Sie sich noch an Ihren Schulunterricht, wo es hieß, dass der gebräuchliche Haushaltszucker aus zwei Molekülen besteht, nämlich aus Glucose (Traubenzucker) und Fructose (Fruchtzucker). In diesem Fall fragen Sie sich zurecht, ob Saccharose, wie unser weißer Zucker auch genannt wird, nun ebenfalls auf die Liste der verbotenen Speisen gehört. Und mit ihm womöglich alle Lebensmittel, in denen Zucker in irgendeiner Form enthalten ist. Die Antwort lautet: Nein! Bei einer Fructose-Malabsorption stellen die gebundenen Fructosemoleküle keine Gefahr dar, da sie vom Körper problemlos verstoffwechselt werden. Dies gilt insbesondere in Anwesenheit von Glucose im Verhältnis 1:1, wie dies beim Haushaltszucker der Fall ist.

Anders verhält es sich bei der hereditären Fructose-Intoleranz: Bei dieser sehr seltenen Krankheit muss auf jede Form von Fructose verzichtet werden, also auch auf alle Zuckerarten mit Fructosemolekülen. Zusätzlich erschwert wird die Diät in diesem Fall dadurch, dass sich gebundene Fructose als Di- und Oligosaccharid in vielen Lebensmitteln versteckt. Dazu zählen vor allem Honig und Marmelade, Früchte und Säfte, Brot- und Backwaren und viele andere.

1 Krankheitsbild

WISSEN

Wichtige Verdauungs- und Stoffwechselvorgänge

Um die fehlgeschlagenen Verdauungsprozesse und damit die Entstehung von Symptomen bei einer intestinalen Fructose-Intoleranz besser zu verstehen, finden Sie hier einen kurzen Einblick in die wichtigen Verdauungsvorgänge des Dünndarms:

Die Arbeitsweise des Dünndarms

Die lebenswichtigsten Prozesse bei der Verdauung von Nahrung spielen sich im menschlichen Dünndarm ab. Dieses rund fünf Meter lange, schlauchförmige Organ beginnt am Ausgang des Magens und mündet in den Dickdarm. Seine wichtigste Aufgabe ist die Aufnahme von Nährstoffen aus der Nahrung und deren Abgabe in die Blutbahn. Um diesen als Resorption bezeichneten Vorgang optimal zu bewerkstelligen, besitzt der Dünndarm eine durch Falten, Zotten und Mikrozotten um ein Vielfaches vergrößerte Oberfläche von rund 200 Quadratmetern. Diese in die Dünndarmschleimhaut eingebettete Kontaktfläche schleust die erwünschten Nährstoffe mittels verschiedener Transportmechanismen in die Dünndarmzellen und führt sie so dem Organismus zu. Gleichzeitig werden ungebetene Produkte wie Bakterien oder Toxine – das sind giftige Abfallprodukte – durch die Barrierefunktion der Darmschleimhaut im Inneren des Darms gehalten und im Rahmen des Ausscheidungsprozesses entsorgt.

Nahrungsverwertung: Die Resorption der Kohlenhydrate

Ein wichtiger Aspekt bei der Nahrungsverwertung ist die Resorption der Kohlenhydrate, zu denen auch die Fructose gehört. Man unterteilt diese wichtigsten Energieträger in Mono-, Di-, und Polysaccharide.

- **Monosaccharide** bestehen nur aus einem Zuckermolekül und können daher direkt dem Stoffwechsel zugeführt werden. Die bekanntesten Vertreter sind Glucose (Traubenzucker) und die für dieses Buch wichtige Fructose (Fruchtzucker).
- **Disaccharide** bestehen aus zwei Zuckermolekülen und müssen während der Verdauung zunächst durch Enzyme in zwei Monosaccharide aufgespalten werden. Bekanntestes Beispiel ist der Milchzucker (Laktose), der aus Galaktose und Glucose besteht.
- **Polysaccharide** bestehen aus mehreren Zuckermolekülen. Ihre Aufspaltung nimmt die meiste Verdauungsarbeit in Anspruch. Man unterscheidet hier zwischen den verdaulichen Polysacchariden, die man auch als Stärken bezeichnet, und den unverdaulichen Polysacchariden, auch Ballaststoffe genannt.

Wichtige Verdauungs- und Stoffwechselvorgänge

Das Monosaccharid Fruchtzucker kann auf zwei Arten in den Magen-Darm-Trakt gelangen: Entweder wird es als Bestandteil von Fruchtsaft, Obst oder Gemüse in seiner ursprünglichen Form aufgenommen und gelangt so bis in den Dünndarm, wo es direkt dem Stoffwechsel zugeführt wird. Fructose kann aber auch als Molekül eines Di- oder Polysaccharids in den Dünndarm geschleust und somit erst nach der Aufspaltung durch Enzyme freigesetzt werden. So besteht beispielsweise der Haushaltszucker, auch Saccharose genannt, aus je einem Molekül Glucose und einem Molekül Fructose. Erst nachdem das Enzym Saccharase mit der Saccharose in Kontakt getreten ist, können dessen Einzelbestandteile in die Dünndarmzellen übertreten. Hierzu müssen sie die Barriere der Dünndarmschleimhaut überwinden, welche das Darminnere vom Organismus abschirmt.

Das Transportsystem des Dünndarms

In der Dünndarmschleimhaut befinden sich verschiedene Transportproteine, die nach dem Zeitpunkt ihrer Entdeckung mit GLUT-1 bis GLUT-7 benannt sind. Das für die Resorption von Fructose zuständige GLUT-5 schleust die Einzelmoleküle durch die Dünndarmzellen in den menschlichen Organismus, so dass sie als Energieträger an die Blutbahn abgegeben werden können. Das Vorhandensein bzw. die Aktivität von GLUT-5 ist somit die Voraussetzung für die Verstoffwechselung von Fructose im Darm, das heißt: Ist die Aktivität von GLUT-5 eingeschränkt oder liegt überhaupt keine Aktivität vor, so kann Fruchtzucker nur bedingt oder gar nicht in den Organismus überführt werden. Liegt ein solcher Zustand vor, so spricht man von einer intestinalen Fructose-Intoleranz.

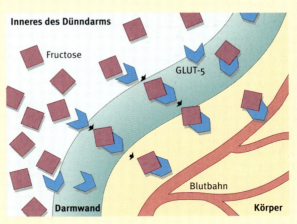

▲ Fructose wird vom Transportprotein GLUT-5 durch die Darmwand geschleust und gelangt anschließend in die Blutbahn des menschlichen Organismus.

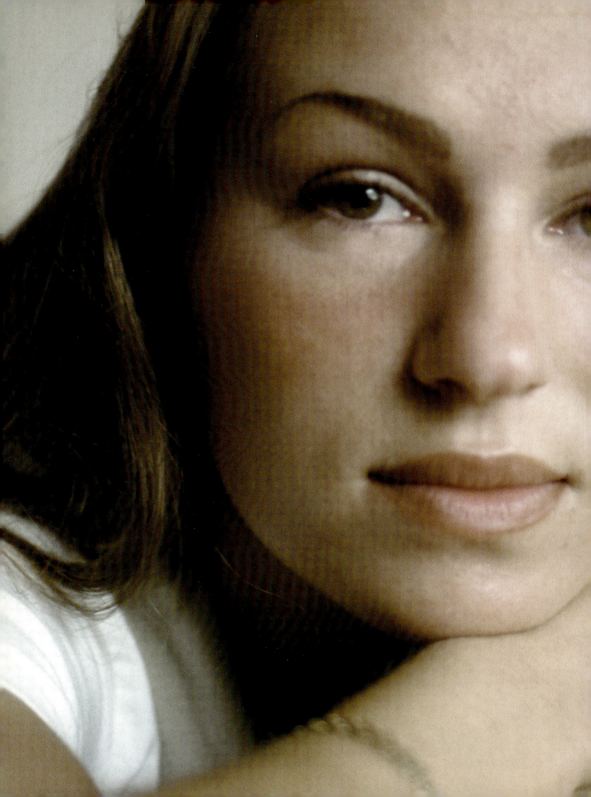

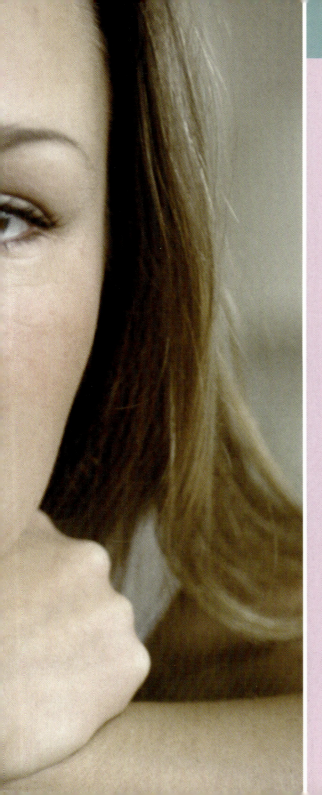

2 Beschwerden

Typische Symptome der Fructose-Intoleranz

Am häufigsten leiden Menschen mit Fructose-Intoleranz unter Magen- und Darmbeschwerden, nachdem Sie fruchtzuckerhaltige Lebensmittel verzehrt haben. Neben diesen nahe liegenden Beschwerden kann die tägliche Fructose-Aufnahme bei Betroffenen aber auch langfristig zu einer Vielzahl von körperlichen und seelischen Symptomen führen, von Kopf- und Gliederschmerzen bis zu Depressionen. Oft stellt sich auch ein Folsäure- und Zinkmangel ein.

2 Beschwerden

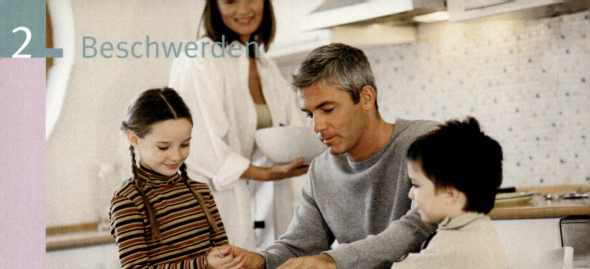

Magen- und Darmbeschwerden

Zu den häufigsten Symptomen einer Fructose-Intoleranz gehören zweifellos Magen- und Darmprobleme, die vom leichten Völlegefühl über Blähungen bis hin zu starken Durchfällen reichen können. Die Beschwerden sind zwar fast immer harmlos, können jedoch den Alltag der Betroffenen stark beeinträchtigen. Wie kommt es zu diesen lästigen Beschwerden?

Unruhe im Darm

Das Problem besteht nicht etwa darin, dass Fruchtzucker im Falle einer FI dem Organismus nur eingeschränkt zugeführt wird, denn als Nährstoff hat die Fructose keine lebenswichtige Bedeutung. Die erforderliche Energiezufuhr

Magen- und Darmbeschwerden

kann problemlos auch durch andere Lieferanten gedeckt werden. Viel bedeutsamer ist, dass sich die Fruchtzuckermoleküle in unverdautem Zustand im Verdauungstrakt befinden anstatt in die Blutbahn aufgenommen zu werden. So nämlich passieren sie unangetastet den Dünndarm und gelangen bis in den Dickdarm hinein, wo sie eigentlich nicht hingehören. Hier kommt ein Prozess in Gang, der für das Beschwerdebild der FI verantwortlich ist.

Der Fruchtzucker wird von den im Dickdarm ansässigen Darmbakterien fermentiert, also chemisch umgewandelt. Im Rahmen dieses Umsetzungsprozesses, der auch als Fermentation bezeichnet wird, entstehen die Gase Wasserstoff (H_2), Kohlendioxid (CO_2) und Methan (CH_4) sowie kurzkettige Fettsäuren. Auf diese Weise können in sehr kurzer Zeit hohe Konzentrationen an Gasen entstehen, die durch Blähungen entsorgt werden müssen. Ein Teil des Wasserstoffs dringt zudem durch die Darmwand, gelangt anschließend in die Blutbahn und kann schon nach kurzer Zeit in der Atemluft nachgewiesen werden. Diesen Effekt macht sich der H_2-

> **INFO**
>
> ### Keine Panik!
>
> Der erhöhte Druck auf die Eingeweide, der durch die starke Gasentwicklung entsteht, kann sich auch in einer erschwerten Atmung sowie durch Beklemmungsgefühl in der Herzgegend äußern. Obwohl diese Beschwerden keine ernste Bedrohung der Gesundheit darstellen, werden sie von sensiblen Menschen – insbesondere bei Unkenntnis des Auslösers – als bedrohlich empfunden und nicht selten als Erkrankung des Herz-Kreislauf-Systems fehlgedeutet.

▼ Bakterielle Fermentation der Fructose im Dickdarm.

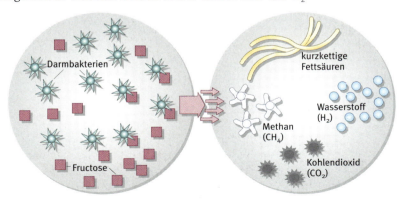

2 Beschwerden

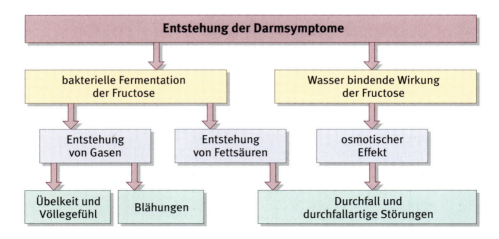

▲ Die Entstehung der Darmsymptome bei Fructose-Intoleranz.

Atemtest (siehe Seite 38 ff.) zunutze, mit dessen Hilfe eine Fructose-Intoleranz nachgewiesen werden kann.

Neben starken Blähungen kann die Gasentwicklung beim Betroffenen auch Schwindelgefühl und eine Reihe weiterer unspezifischer Symptome verursachen. Die teils immensen Gasansammlungen sind außerdem verantwortlich für einen aufgeblähten, nach vorne gewölbten Bauch, der von unten her auf Magen und Zwerchfell drückt. Dadurch kommt es zusätzlich zu Völlegefühl und Übelkeit nach dem Essen.

Auch die kurzkettigen Fettsäuren greifen in den Verdauungsprozess ein: Sie erhöhen die Darmperistaltik, worunter man die Eigenbewegung des Darms versteht, und beschleunigen damit den Verdauungsvorgang. Unterstützt wird die Durchfallneigung durch den Wasser bindenden Effekt der Fructose: Anstatt das überschüssige Wasser des Nahrungsbreis an das umliegende Gewebe abzugeben, wird es im Dickdarm zurückgehalten und vergrößert das Stuhlvolumen um ein Vielfaches zur sonst üblichen Menge. Kommt es dadurch zu einem Durchfall, so spricht man auch von einer osmotischen Diarrhoe, in deren Zusammenhang krampfartige Leibschmerzen und hörbare Darmgeräusche auftreten können.

Magen- und Darmbeschwerden

Ist die Darmflora schuld?

Bei 50–70 Prozent der FI-Patienten kommt es aufgrund der beschriebenen Mechanismen zu Durchfällen und durchfallartigen Störungen. Dass nicht alle Patienten mit nachgewiesener Malabsorption auch klinische Symptome entwickeln, hängt mit der Zusammensetzung der im Dickdarm befindlichen Bakterienflora zusammen. Auch eine bakterielle Fehlbesiedelung des Dünndarms, welche bei Patienten mit häufigen Verdauungsstörungen vermehrt anzutreffen ist, erhöht die Wahrscheinlichkeit für das Entstehen der als störend wahrgenommenen Darmsymptome. Ausgelöst wird diese im Falle einer FI durch eine undichte Ileozökalklappe – das sind zwei Schleimhautfalten an der Mündung des Dünndarms in den Dickdarm, die normalerweise nur in Richtung Dickdarm durchgängig sind und so das Rückfließen des Darminhalts verhindern. Durch die gasbedingte Volumenvergrößerung des Dickdarms kann es jedoch zu einer Öffnung dieser Klappe kommen, in deren Folge Dickdarmbakterien die höher gelegenen Dünndarmabschnitte besiedeln. Dadurch kommt es bereits im Dünndarm zu Fermentationsprozessen, das heißt, zu bakteriellen Zersetzungsprozessen, die vom Betroffenen als bedeutend störender wahrgenommen werden als die Fermentation im Dickdarm.

Eine bakterielle Fehlbesiedlung des Dünndarms lässt sich leicht durch einen H_2-Atemtest (siehe Seite 38 ff.) feststellen, bei dem der Patient eine schlecht verwertbare Lactulose-Lösung verabreicht bekommt. Misst man infolgedessen einen frühen Anstieg des Wasserstoffgehaltes in der Atemluft, so ist der Nachweis für Fermentationsprozesse im Dünndarm erbracht. Bei einer übermäßigen Fehlbesiedlung des Dünndarms wird Ihr Arzt eine angemessene Therapie einleiten, die Ihre Beschwerden lindert.

Info

Eine bakterielle Fehlbesiedelung des Dünndarms führt häufig zu Beschwerden. Sie kann durch einen H_2-Atemtest nachgewiesen werden.

2 Beschwerden

Weitere mögliche Symptome

Wussten Sie, dass die Fructose-Malabsorption ein erhöhtes Risiko für seelische Störungen mit sich bringt? Neben den eben beschriebenen typischen Magen-Darm-Beschwerden können infolge der Fruchtzucker-Unverträglichkeit nämlich auch Depressionen auftreten und es kann zu bestimmten Mangelerscheinungen kommen.

Depressionen

Warum erhöht die Fructose-Intoleranz das Risiko, an depressiven Verstimmungen zu erkranken? Man begründet dies mit einem unausgeglichenen Serotonin-Haushalt, welcher wiederum auf einen Mangel an Tryptophan zurückzuführen ist. Die Aminosäure Tryptophan wird für die Bildung des »Glückshormons« Serotonin dringend benötigt. Nach dem derzeitigen Stand der Wissenschaft geht man davon aus, dass die Fructose-Intoleranz die Aufnahme von Tryptophan in den Blutkreislauf unterdrückt. Nachgewiesen hat man das durch den Vergleich der Tryptophanspiegel einer Gruppe von Fructose-intoleranten Personen mit denen einer gesunden Kontrollgruppe. Die unzureichende Bildung von Tryptophan führt in direkter Folge zu einer mangelhaften Serotoninproduktion, wodurch es zu den typischen Symptomen einer Depression wie Stimmungseintrübung und Antriebslosigkeit kommt.

Ebenfalls charakteristisch für eine FI-bedingte Depression ist Heißhunger auf Süßes, der zur raschen Nahrungsaufnahme von gezuckerten Speisen anregt. Geschieht dies, so steigt der Insulinspiegel im Blut und öffnet damit die Blut-Hirn-Schranke für die Aufnahme von Tryptophan in das

Wichtig
Selbstverständlich wird nicht jede Depression durch eine Fructose-Intoleranz verursacht!

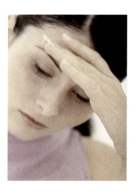

▲ Depressiv durch Fruchtzucker-Intoleranz: Der Zusammenhang zwischen Ernährung und Psyche ist schwer durchschaubar.

Weitere mögliche Symptome

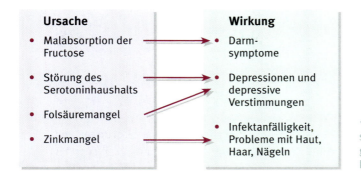

◄ Die körperlichen und seelischen Auswirkungen der Fructose-Intoleranz.

Zentralnervensystem. Die unmittelbare Folge ist eine stimmungsaufhellende Steigerung der Serotoninproduktion. Allerdings setzt sich damit auch ein Teufelskreis in Gang, der die Beschwerden eher verschlimmert: Durch den Konsum von Süßem wird dem Körper oft zusätzlicher Fruchtzucker zugeführt, da dieser Bestandteil zahlreicher Süßigkeiten und anderer stark gesüßter Speisen ist. Die Kettenreaktion aus gehemmter Tryptophanaufnahme und reduzierter Serotoninproduktion beginnt also von Neuem.

Weil die Zusammenhänge zwischen Ernährung und Psyche nur selten auf den ersten Blick durchschaubar sind, tun selbst erfahrene Ärzte Magen-Darm-Beschwerden viel zu schnell, ohne Ausschlussdiagnose, als psychisch bzw. psychosomatisch ab. Wenn Sie aufgrund der aufgeführten körperlichen Beschwerden den Verdacht haben, dass ihre seelischen Störungen an eine Fructose-Intoleranz gekoppelt sein könnten, sollten Sie auf einer gewissenhaften Diagnostik (siehe Kapitel 3) bestehen.

Folsäuremangel

Eine gesunde Darmflora produziert unter anderem Vitamine der B-Gruppe, die unter dem Begriff Folsäure zusammengefasst werden. Diese Stoffe wirken bei der Bildung von Blutkörperchen und Schleimhautzellen mit, sie unter-

2 Beschwerden

stützen verschiedene Stoffwechselvorgänge und dienen der Gesunderhaltung des Herz-Kreislauf-Systems. Aus Studien weiß man, dass Patienten mit Fructose-Intoleranz niedrigere Folsäurewerte aufweisen als Personen ohne FI. Als Ursache dafür vermutet man eine krankhafte Veränderung der Darmflora durch die ständige Konfrontation mit nicht resorbierter Fructose in den unteren Darmabschnitten. Direkte Folgen eines Folsäuremangels sind eine verstärkte Neigung zu Depressionen, Reizbarkeit sowie Konzentrationsschwäche. Dies birgt besonders in Hinblick auf den ohnehin gestörten Serotonin-Haushalt ein erhebliches Risiko für die seelische Gesundheit der Betroffenen. Veränderungen in der Blutgerinnung und bei der Wundheilung sind außerdem häufiges Zeichen eines Folsäuremangels, ebenso wie ein erhöhtes Risiko für das Entstehen von Herz-Kreislauf-Erkrankungen.

INFO

Folsäure – ein sensibles Vitamin

Was viele nicht wissen: Folsäuremangel ist der häufigste Vitaminmangel. Der Folsäuregehalt von Lebensmitteln wird durch verschiedene Faktoren bestimmt: Die Art der Zubereitung, Klimaeinflüsse oder auch der Reifegrad. Folsäure ist ein sehr sensibles B-Vitamin, das bei der Lagerung in der Küche leicht Verluste erleidet. Folsäure ist empfindlich gegen Licht, Sauerstoff und Hitze. Während der Zubereitung eines Nahrungsmittels beträgt der Verlust an Folsäure ungefähr 50–90 %. Salat und Gemüse sollte man daher nur kurz und möglichst im Kühlschrank lagern, unzerkleinert abspülen und nicht wässern. Eine schonende Zubereitung, z. B. durch Dünsten, begünstigt den Verbleib der Folsäure im Lebensmittel. Folsäure ist besonders reichlich in der Leber, Milch, Vollkornprodukten, Bohnen und in grünen Blattgemüsen enthalten.

Zinkmangel

Zink ist ein lebenswichtiges Spurenelement, das zur Aktivierung zahlreicher Enzymsysteme benötigt wird und für die Funktion verschiedener Hormone sowie im Stoffwechsel eine wichtige Rolle spielt. Am bekanntesten ist seine Beteiligung an der Immunabwehr, die für den menschlichen Organismus von tragender Bedeutung ist. Zinkmangel scheint ein typisches Symptom einer Fructose-Intoleranz zu sein: In einer entsprechenden Studie hatten alle Personen mit Zinkmangel auch gleichzeitig eine Fructose-Intoleranz. Zwar liegen über die Zusammenhänge noch keine weiteren Erkenntnisse vor, doch der auffallend hohe Anteil (100 %) lässt weitere Untersuchungen sinnvoll erscheinen. Als gesichert gilt aber auf jeden Fall die hohe Bedeutung einer ausreichenden Zinkversorgung bei Patienten mit Fructose-Intoleranz.

INFO

Zink – ein lebenswichtiges Spurenelement

Zinkmangel ist weit verbreitet und wird durch eine einseitige Ernährung (Fast Food, vegetarische Ernährung) begünstigt. Da das Spurenelement Zink nicht im Körper gespeichert werden kann, ist eine tägliche Zufuhr über die Nahrung besonders für Menschen mit FI sehr wichtig. Vor allem tierische Lebensmittel, wie Fleisch, Fisch und Eier, enthalten viel Zink, aber auch Hülsenfrüchte, Sprossen und Vollkornprodukte, grüner Tee und Käse sind reich an Zink. Bei Zinkmangel drohen vielfältige Symptome:

- geschwächtes Immunsystem und Infektanfälligkeit
- entzündliche Hauterkrankungen
- Haarausfall
- Wundheilungsstörungen
- Wachstumsstörungen (bei Mangel während der Schwangerschaft)
- Störungen der Fruchtbarkeit

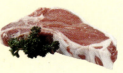
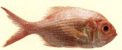
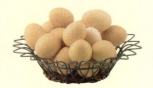

2 Beschwerden

ÜBERSICHT

Alle Symptome auf einen Blick

Bauchsymptome
Durchfall und durchfallartige Störungen
Völlegefühl mit erschwerter Atmung
Übelkeit nach dem Essen
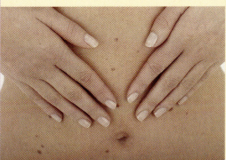
Blähbauch
Krampfartige Leibschmerzen
Darmgeräusche
Aufstoßen
Blähungen
Reizmagen- und Reizdarmsyndrom
Oberbauchschmerzen
Häufiger Harndrang
Bakterielle Fehlbesiedelung des
   Dünndarms
Sodbrennen
Weicher Stuhl
Erhöhte Stuhlfrequenz

Seelische Symptome
Depressionen oder depressive Verstimmungen
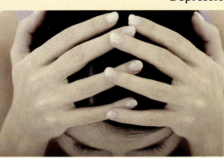
Antriebsschwäche
Konzentrationsstörungen
Reizbarkeit
Chronische Müdigkeit
Niedergeschlagenheit
Innere Unruhe
Nervosität
Anspannungsgefühl
Erschöpfungszustände

Nährstoffmangelerscheinungen
Folsäuremangel
Zinkmangel

Alle Symptome auf einen Blick

Unspezifische Symptome
Infektionsanfälligkeit
Subjektives Krankheitsgefühl
Schwindelgefühl
Kopfschmerzen
Beklemmungsgefühl in der Brust
Abgeschlagenheit
Gliederschmerzen
Unreine Haut
Wetterfühligkeit
Schlafstörungen
Psychosozialer Stress

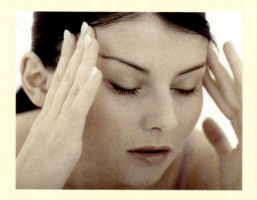

Symptome einer hereditären Fructose-Intoleranz
Gedeihstörungen (nach dem Abstillen)
Aversion gegen Süßes
Auffallend kariesfreies Gebiss
Veränderte Leberwerte
Gestörtes Essverhalten
Erbrechen
Blutungsneigung
Schwitzen
Benommenheit
Apathie
Muskelkrämpfe

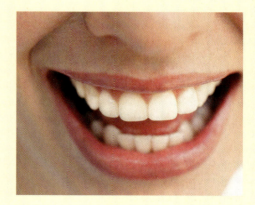

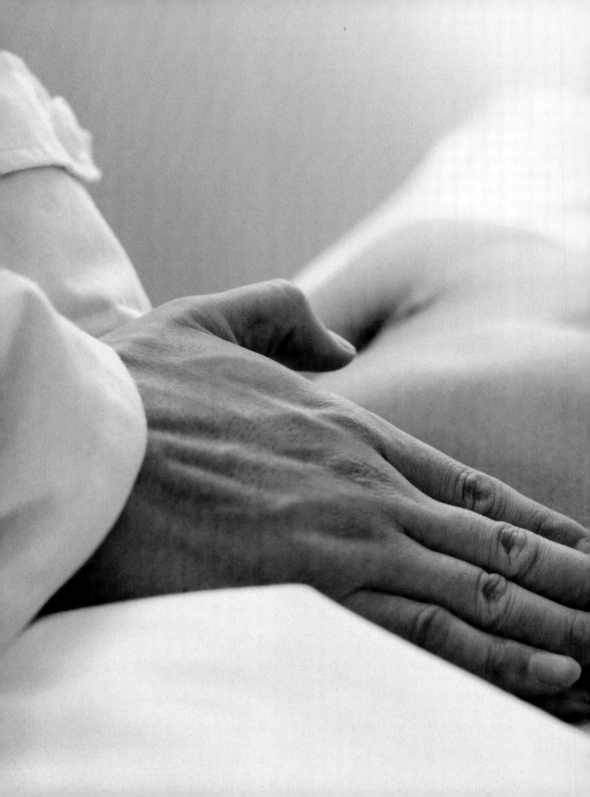

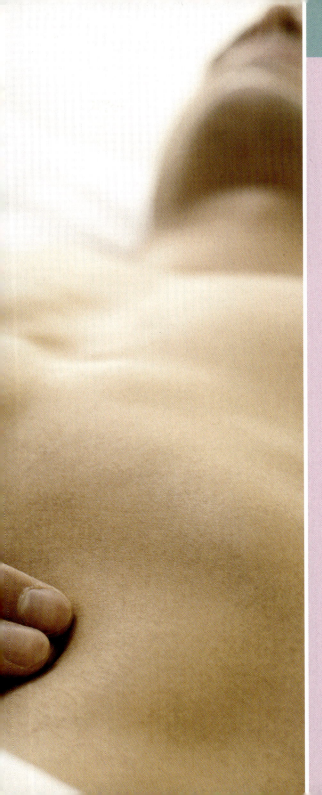

3 Diagnose

Wie stellt der Arzt eine Fructose-Intoleranz fest?

Ob Sie tatsächlich unter einer Fructose-Intoleranz leiden, kann Ihr Arzt meist relativ einfach mit dem so genannten H_2-Atemtest feststellen. Bei einigen Betroffenen verläuft der Test jedoch falsch negativ und Menschen mit Verdacht auf eine hereditäre FI dürfen ihn gar nicht ausführen. Was es also zu beachten gilt und wie Sie sich richtig vorbereiten, erfahren Sie hier.

3 Diagnose

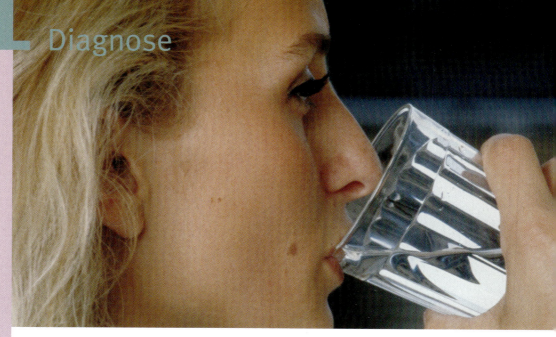

Der H$_2$-Atemtest

Für die Bestimmung einer intestinalen Fructose-Intoleranz gibt es eine zuverlässige Methode, die als H$_2$-Atemtest bezeichnet wird. Bereits seit 1975 verwendet man dieses praktische Verfahren, mit dessen Hilfe eine Kohlenhydrat-Malabsorption einfach und wenig invasiv, also ohne »Eingriff« in den Patienten, nachgewiesen werden kann. Da auch die dafür erforderlichen Testgeräte mittlerweile günstig und in handlichem Format erhältlich sind, kann diese Untersuchung in jeder damit ausgerüsteten Arztpraxis oder Klinik vorgenommen werden.

Info
Eine Fructose-Intoleranz kann zuverlässig durch den H$_2$-Atemtest nachgewiesen werden.

Die Wirkungsweise eines H$_2$-Atemtests beruht auf dem in den vorangegangenen Kapiteln geschilderten Effekt: Da der Fruchtzucker im Falle einer Intoleranz kaum oder gar nicht von der Darmwand aufgenommen und verstoffwechselt wird, gelangt er in die tieferen Darmabschnitte hinein und wird im Dickdarm von den dort befindlichen

Der H$_2$-Atemtest

Darmbakterien zersetzt. Bei dieser bakteriellen Fermentation entstehen verschiedene Stoffwechselprodukte, die für das Beschwerdebild der FI verantwortlich sind: Kurzkettige Fettsäuren sowie die Gase Methan (CH$_4$), Kohlendioxid (CO$_2$) und Wasserstoff (H$_2$). Letzterer wird nicht nur durch Blähungen entsorgt, sondern entweicht zum Teil durch die Darmwand und gelangt so über die Blutbahn bis in die Lunge. Von ihr wird das geruchlose Gas abgeatmet und kann durch spezielle Messgeräte in der Atemluft nachgewiesen werden.

Bereits wenige Minuten nach dem Konsum von Fruchtzucker finden sich so bei einem Patienten mit FI kleinste Mengen an Wasserstoff in der Atemluft. Je stärker die FI ausgeprägt ist und je mehr Fruchtzucker bakteriell zersetzt wird, umso größer ist auch der Anteil an Wasserstoffatomen. Man gibt diesen Anteil in »parts per million« (ppm) an, also als Anzahl der H$_2$-Teilchen an der Gesamtmenge abgeatmeter Teilchen.

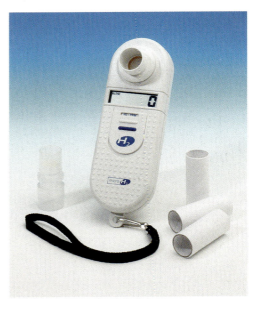

▲ Micro-H$_2$-Atemtestgerät zur Bestimmung der Wasserstoffkonzentration in der Atemluft.

Ein H$_2$-Atemtest wird in der klinischen Praxis häufig erst nach dem sorgfältigen Ausschluss organischer Erkrankungen angeordnet. Dies hat zwar den Vorteil, dass Arzt und Patient sichergehen können, keine schwere Magen-Darm-Erkrankung wie Morbus Crohn oder Colitis Ulcerosa zu übersehen und folgenschwer unbehandelt zu lassen. Auf der anderen Seite könnte man aber auch vielen Menschen unangenehme und oft überflüssige Untersuchungen wie die Spiegelung von Magen und Darm ersparen, indem man zunächst die sehr viel häufigeren Kohlenhydrat-Malabsorptionen in Erwägung zieht.

3 Diagnose

Was Sie bei einem H_2-Atemtest erwartet

Wenn Ihnen Ihr Arzt zur Abklärung einer Fructose-Intoleranz einen H_2-Atemtest verordnet hat, so findet dieser zu einem festgelegten Termin morgens oder am frühen Vormittag statt. Sie dürfen mindestens zwölf Stunden vor Untersuchungsbeginn keine Nahrung zu sich genommen haben, müssen also vollkommen nüchtern sein. Sie sollten auch am Vorabend keine schwere Mahlzeit zu sich nehmen und sich am Morgen nicht die Zähne putzen, rauchen oder Kaugummi kauen. Auch Zwiebeln oder Knoblauch können das Messergebnis verfälschen und sind für den Vortag bereits verboten.

Die Untersuchung beginnt mit der Feststellung eines »Nüchternwerts«: Hierzu bläst der Patient seinen Atem – ähnlich wie bei einem polizeilichen Alkoholtest – in ein elektrochemisches Messgerät, das zur Feststellung des Wasserstoffgehaltes in der Atemluft dient. Der dadurch ermittelte Wert sollte 10 ppm nicht übersteigen, da ansonsten kein zuverlässiger Vergleichswert für die nachfolgenden Messungen vorliegt. Hat man entgegen der Anweisung durch Nahrungsaufnahme, Rauchen oder durch Putzen der Zähne den Nüchternwert auf über 10 ppm verändert, so muss man damit rechnen, mit einem neuen Untersuchungstermin nach Hause geschickt zu werden.

Als nächstes erhält der Patient eine Lösung aus Wasser und Fructose mit der Anweisung, sie möglichst rasch zu trinken. Man verwendet hierfür 250 ml Wasser und 25

INFO

Verhaltensregeln für den H_2-Atemtest

Vor dem H_2-Atemtest dürfen Sie auf keinen Fall essen, rauchen oder die Zähne putzen, ansonsten liefert das Verfahren keine aussagefähigen Erkenntnisse. Sie sollten auf eine Untersuchungsdauer von mindestens zwei Stunden vorbereitet sein. Körperliche Anstrengungen zwischen den Messungen sind strengstens untersagt, und es ist auch nicht ratsam, sich während der Untersuchung zu weit von der nächstgelegenen Toilette zu entfernen. Nehmen Sie sich also etwas zu Lesen mit und gehen Sie von einem geruhsamen und hoffentlich störungsfreien Vormittag aus!

Der H$_2$-Atemtest

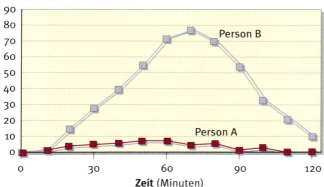

◀ Wasserstoff-Abatmung im Vergleich: Person B leidet unter einer Fructose-Intoleranz.

Gramm Fruchtzucker. Noch vor einigen Jahren hat man übrigens für das gleiche Testverfahren 50 Gramm Fruchtzucker verwendet. Mittlerweile ist man aber zu dem Schluss gekommen, dass diese Menge unrealistisch hoch ist und zu falsch positiven Ergebnissen führt, da die abführende Wirkung auch bei ansonsten gesunden Menschen Fehlinterpretationen bewirken kann. Auch die Temperatur der Lösung sollte nicht zu niedrig sein, da sehr kaltes Wasser auf nüchternen Magen ebenfalls das Auftreten von Symptomen fördern kann.

Nachdem der Patient die Lösung getrunken hat, wird zwei Stunden lang in Abständen von 30 Minuten die Messung des Wasserstoffgehaltes wiederholt. Die dann ermittelten ppm-Werte werden festgehalten und in einer Kurve dargestellt. Bei gesunden Menschen wird sich der ppm-Wert der nachfolgenden Messungen gegenüber dem Nüchternwert nicht nennenswert verändern. Liegen alle ermittelten Werte unter 10 ppm, so ist es wahrscheinlich, dass keine FI vorliegt. Steigt mindestens einer der Messwerte auf einen Wert zwischen 10 und 20 ppm, so spricht man nur dann von einer FI, wenn der Patient zeitgleich störende Darmsymptome wie Bauchschmerzen, Blähungen oder durchfallartige Störungen aufweist. Erst bei Werten über

Info
Bei einem Anstieg des Wasserstoffgehalts über 20 ppm spricht man von einer Fructose-Intoleranz.

3 Diagnose

20 ppm geht man definitionsgemäß von einer FI aus. Die in der Praxis dokumentierten Werte liegen dann meist zwischen 20 und 200 ppm.

Wie beweiskräftig ist der H_2-Atemtest?

Info

»Non-Producer-Status«: In der Darmflora befinden sich keine Wasserstoff produzierenden Bakterien.

Leider bedeutet das Ausbleiben eines H_2-Anstiegs nicht, dass eine Fructose-Intoleranz hundertprozentig ausgeschlossen werden kann. Dies hat zwei mögliche Gründe, die mit der Zusammensetzung der menschlichen Darmflora zu tun haben: Zum einen könnte es sein, dass sich in der Darmflora keine Wasserstoff produzierenden Bakterien befinden, wodurch es auch nicht zur Abatmung von Wasserstoff kommen kann. Man nennt dies »Non-Producer-Status«. Zum anderen wird bei manchen Patienten die Stimulation eines bestimmten Bakterienstammes angeregt, der zur Produktion von Methan den gesamten Wasserstoff verbraucht. Auch in diesem Fall kommt es zu falsch negativen Ergebnissen. Um dies auszuschließen, kann man die Atemluft auch zeitgleich auf Methan testen, wodurch die Genauigkeit dieses Testverfahrens auf nahezu 100 % erhöht wird. Allerdings ist eine Methangasanalyse nur in wissenschaftlichen Labors möglich, daher überprüft man bei Verdacht auf einen »Non-Producer-Status« zunächst die H_2-Abatmung nach Gabe eines nicht verwertbaren Zuckers, der Lactulose. Die Durchführung dieses Tests ist praktisch identisch mit dem Atemtest bei Verdacht auf FI. Der einzige Unterschied besteht darin, dass die Trinklösung Lactulose statt Fructose enthält.

Wichtig

Bei Verdacht auf eine hereditäre Fructose-Intoleranz darf kein H_2-Atemtest durchgeführt werden!

Auch die während der Untersuchung berichteten Symptome fließen in die Diagnosestellung ein: Verspürt der Patient trotz hoher Messwerte keinerlei Beschwerden, wie sie für eine FI symptomatisch sind, so wird auch keine Erkrankung diagnostiziert werden. Umgekehrt sollte der Arzt vorhandene Gesundheitsstörungen im Anschluss an den Konsum der Fruchtzuckerlösung ernst nehmen und entsprechend beurteilen, auch wenn kein Wasserstoffanstieg zu verzeichnen ist.

So wird eine hereditäre Fructose-Intoleranz festgestellt

Besteht auch nur der geringste Verdacht, dass eine hereditäre Fructose-Intoleranz vorliegt, so ist von einem H_2-Atemtest dringend abzuraten. In diesem Fall würde die Provokation mit Fruchtzucker schwere, womöglich lebensbedrohende Komplikationen verursachen. Da die HFI in fast allen Fällen bereits im frühen Kindheitsalter diagnostiziert wird, ist die Wahrscheinlichkeit dafür aber sehr gering.

Zur Diagnose der hereditären Form steht mittlerweile ein zuverlässiger Gentest zur Verfügung, für den man lediglich eine Blutprobe benötigt. Hierbei wird das Aldolase-B-Gen auf erblich bedingte Mutationen untersucht. Zusätzlich lässt sich mittels Gentest auch ein vererbter Fructose-1,6-Diphosphatase-Mangel nachweisen. Ist das Ergebnis des Gentests nicht eindeutig, können auch Enzymuntersu-

Wichtig
Zur Diagnose der HFI empfiehlt sich ein Gentest oder Enzymuntersuchungen von Leber- und Dünndarmgewebe.

Mögliche Ursachen für Magen-Darm-Probleme

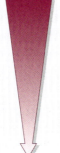

sehr häufig
- Fructose-Intoleranz
- Laktose-Intoleranz
- Histamin-Intoleranz
- Reizdarmsyndrom

- andere Nahrungsmittel-Unverträglichkeiten

- Lebensmittel-Allergie

- chronisch entzündliche Darmerkrankung

extrem selten
- Darmkrebs

◀ Da es bei Magen-Darm-Störungen eine Vielzahl möglicher Diagnosen gibt, ist eine klare Abgrenzung der FI von anderen Erkrankungen unumgänglich.

3 Diagnose

chungen von Leber- und Dünndarmgewebe sinnvoll sein, wofür allerdings Gewebsproben erforderlich sind. Diese Verfahren werden heute aber nur noch in Ausnahmefällen angewendet.

Fehldiagnosen nicht ausgeschlossen!

Das Beschwerdebild der FI ist sehr umfangreich und zum Teil auch schwer eingrenzbar. Bei Störungen im Zusammenhang mit der Tätigkeit von Magen und Darm existiert zudem eine Vielzahl möglicher Diagnosen, so dass eine Reihe weiterer Erkrankungen bei der Ursachenfindung abgeklärt werden müssen. Neben chronisch entzündlichen Darmerkrankungen, Lebensmittelallergien oder auch Darmkrebs spielen vor allem weitere Nahrungsmittel-Unverträglichkeiten und das Reizdarmsyndrom eine wichtige Rolle. In geschätzten 50–80 Prozent aller Fälle von Fructose-Intoleranz besteht zusätzlich eine Unverträglichkeit gegenüber Milchzucker (Laktose-Intoleranz) oder Histamin (Histamin-Intoleranz), was zu ähnlich gelagerten Symptomen führen kann und durch eine rein fructosearme Ernährung nicht gemindert wird.

Info

Bei 50–80 Prozent aller von Fructose-Intoleranz betroffenen Menschen besteht parallel dazu eine Laktose- oder Histamin-Intoleranz.

Hinzu kommt, dass sich bei nahezu allen Betroffenen, die über einen längeren Zeitraum hinweg unter chronischen Magen-Darm-Störungen leiden, ein Reizdarmsyndrom ausbildet. Das Beschwerdebild wird dadurch noch zusätzlich verwischt und die Diagnose erschwert. Oft besteht nach Jahren der Fehlbehandlungen ein komplexes Gemisch aus Laktose-, Fructose- und Histamin-Intoleranz, kombiniert mit einem ausgeprägten Reizdarmsyndrom. Hinzu gesellen sich häufig seelische Beschwerden, die eher als Folge der jahrelangen Beeinträchtigungen auftreten und nicht – wie oft vorschnell vermutet wird – die Ursache der Störungen darstellen. Insbesondere die für die Fructose-Intoleranz symptomatischen depressiven Verstimmungen werden gerne als Ursache der funktionellen Magen-Darm-Störungen fehlgedeutet.

INFO

Fructose-Intoleranz kommt selten allein!

In vielen Fällen leiden von Fructose-Intoleranz Betroffene gleichzeitig unter anderen Erkrankungen bzw. Unverträglichkeiten, die ähnliche Symptome hervorrufen:

- **Laktose-Intoleranz:** Die auch unter dem Namen Milchzucker-Unverträglichkeit bekannte Erkrankung ist ein weit verbreiteter Enzymdefekt. Er führt dazu, dass der in allen Milchprodukten und in vielen weiteren Lebensmitteln enthaltene Milchzucker (= Laktose) nicht ausreichend verdaut wird. Die Folgen dieser Malabsorption sind identisch mit denen einer Fructose-Intoleranz und beschränken sich größtenteils auf den Magen-Darm-Trakt.

- **Histamin-Intoleranz:** Anders verhält es sich bei einer Unverträglichkeit von Histamin. Neben der bekannten Verdauungsproblematik kann die Histamin-Intoleranz eine Reihe allergieähnlicher Symptome wie Hautbeschwerden, Asthma oder Migräne auslösen. Typische Anzeichen einer Histamin-Intoleranz sind Gesundheitsbeschwerden nach dem Genuss von Fisch, Rotwein, Hefe oder Sauerkraut.

- **Reizdarmsyndrom:** Häufige Darmprobleme, bedingt durch Laktose-, Fructose- oder Histamin-Intoleranz, führen darüber hinaus in vielen Fällen zur Ausprägung eines Reizdarmsyndroms. Wer über Monate oder Jahre hinweg unter diesen Lebensmittel-Unverträglichkeiten leidet, entwickelt eine höhere Reiz- und Schmerzempfindlichkeit im Magen-Darm-Trakt, leidet zunehmend an Durchfall oder Verstopfung und empfindet »normale« Verdauungsvorgänge bereits als störend oder unangenehm. Das Reizdarmsyndrom ist eine funktionelle, also nicht-organische Erkrankung und wird von Ärzten nicht selten als psychogene Störung fehldiagnostiziert.

Wichtig
Bei chronischen Magen-Darm-Störungen entwickelt sich vielfach ein Reizdarm-Syndrom. Es handelt sich dabei um eine funktionelle Erkrankung.

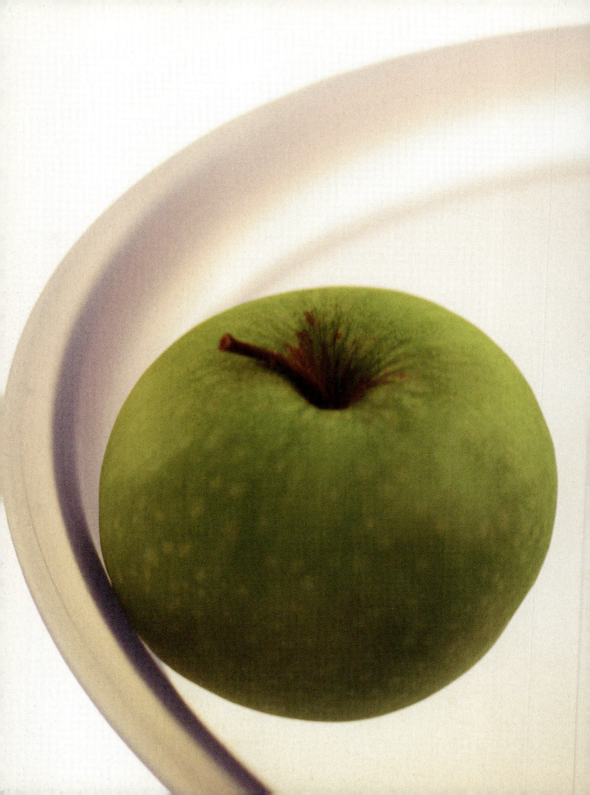

4 Therapie

So werden Sie beschwerdefrei

Die wichtigste Maßnahme bei einer Fructose-Intoleranz ist die Einschränkung fruchtzuckerhaltiger Speisen. Da die Lebensmittelverträglichkeit und die tolerierte Fructosemenge individuell sehr unterschiedlich sind, gibt es hierzu keine starren Regeln, sondern jeder testet aus, was ihm persönlich bekommt und was nicht. Wie diese Auslassdiät funktioniert, wie Sie Ihre Darmflora wieder regenerieren und eventuelle Mangelzustände ausgleichen können, lesen Sie in diesem Kapitel.

4 Therapie

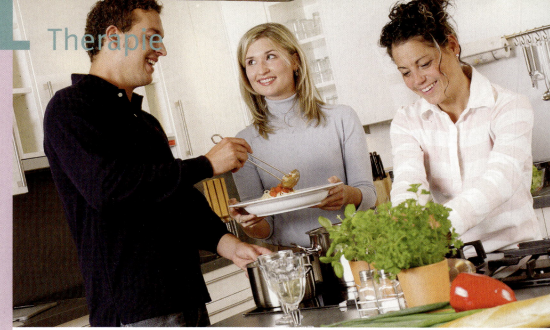

Die Ernährung umstellen

Nach den heutigen medizinischen Erkenntnissen ist eine Fructose-Intoleranz nicht heilbar. Egal, ob hereditäre oder intestinale Form: Wer unter dieser Krankheit leidet, wird aller Voraussicht nach sein Leben lang damit konfrontiert sein. Auch gibt es kein Medikament, welches die Malabsorption dauerhaft zu beseitigen oder lindern vermag. Das sind zwar zunächst einmal schlechte Nachrichten, doch es gibt auch eine gute: In fast allen Fällen lassen sich die Beschwerden durch therapeutische Maßnahmen auf ein Minimum reduzieren oder gar völlig beseitigen. Hierzu zählen insbesondere eine fructosereduzierte Diät, eine Nahrungsergänzung durch Zink und Folsäure, die Sanierung der Darmflora sowie unter Umständen eine vorübergehende Gabe von Antibiotika. Was genau sich hinter diesen Maßnahmen verbirgt, erfahren Sie in diesem Kapitel.

Die Ernährung umstellen

Die fructosereduzierte Diät

Vielleicht ist es Ihnen ein Trost: Ist eine Fructose-Intoleranz erst diagnostiziert, so brauchen Sie Ihre Beschwerden nicht mehr schicksalsergeben hinzunehmen. Denn allein durch die Einhaltung einer mehr oder weniger strengen Diät verschwinden bei den meisten Betroffenen die Beschwerden gänzlich oder verringern sich auf ein akzeptables Minimum. Das Mittel der Wahl bei einer Fructose-Intoleranz ist eine fruchtzuckerarme oder – bei der hereditären Form – eine fructosefreie Ernährung. In diesem Kapitel erfahren Sie im Detail, welche Lebensmittel in welchen Mengen für eine fructosereduzierte Diät in Frage kommen und welche Speisen gemieden werden sollten.

Da bei der intestinalen Fructose-Intoleranz meist eine Restaktivität des Fructose-Transportproteins GLUT-5 besteht, muss der Fruchtzucker nicht komplett gemieden werden. Wie viel Fructose der Einzelne jedoch beschwerdefrei verdauen kann, hängt hauptsächlich von der individuellen Restaktivität des Transportproteins ab. Daher liegt es in der Eigenverantwortung des Betroffenen, mittels sorgfältiger Diät und anschließender Austestung von Lebensmitteln die Verträglichkeit einzelner Speisen für sich persönlich herauszufinden (siehe Seite 50: Die Auslassdiät). Wenn Sie Ihre persönliche Verträglichkeitsgrenze ausgetestet haben, können Sie im Laufe von Wochen und Monaten Ihren Speiseplan wieder so erweitern, dass Sie

Info Durch Einhaltung einer fructosearmen Diät können die Beschwerden einer Fructose-Intoleranz deutlich gemildert werden.

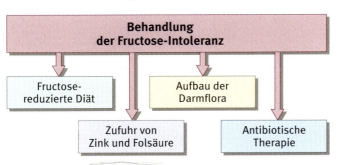

◀ Bei Fructose-Intoleranz gibt es Behandlungsmöglichkeiten, welche die Symptome lindern.

49

4 Therapie

schließlich über eine abwechslungsreiche und wohl bekömmliche Auswahl an Nahrungsmitteln verfügen. Bei einer bewussten und bedarfsgerechten Essenszusammenstellung brauchen Sie – trotz Einschränkungen bei vereinzelten Speisen – weder eine geminderte Lebensqualität noch Mangelerscheinungen zu befürchten. Darüber hinaus können Sie Ihre Ernährung auch durch Folsäure- und Zinkpräparate (siehe Seite 56) ergänzen, die in Apotheken, Reformhäusern und Supermärkten erhältlich sind. Der Rezeptteil im Anhang soll Ihnen zeigen, wie genussvoll eine fruchtosearme Ernährung sein kann!

Wichtig
Für Menschen mit HFI sind die Praxistipps in diesem Kapitel nicht geeignet!

Anders sieht es bei der Diät für Menschen mit hereditärer Fructose-Intoleranz aus: Sie müssen lebenslang auf die Zufuhr auch geringster Mengen an Fruchtzucker verzichten und dürfen sich keine größeren Diätsünden erlauben. Sogar Zuckerarten wie Haushaltszucker (Saccharose), welche Fructose in gebundener Form enthalten, sind für Betroffene mit HFI tabu. Auch Zuckeraustauschstoffe wie Sorbit, die im Körper zu Fructose umgewandelt werden, müssen bei einer erblich bedingten Fructose-Intoleranz streng gemieden werden. Für Menschen mit intestinaler FI gilt dies nur in bedingtem Maße.

Die Auslassdiät

Info
Um die individuelle Verträglichkeit von Fruchtzucker auszutesten, hat sich bei der intestinalen FI eine vierwöchige Auslassdiät bewährt.

Anders als bei der hereditären FI ist die Verträglichkeit von Fruchtzucker bei der intestinalen FI sehr unterschiedlich ausgeprägt. Während manch einer bereits von einem Schluck Fruchtsaft Bauchschmerzen bekommt, muss es beim anderen schon ein ganzes Glas oder mehr sein. Auch die persönliche Lebenssituation und das subjektive Empfinden von Gesundheitsstörungen spielen eine Rolle bei der Bewältigung dieser Krankheit und ihrer Folgen. Es liegt daher in der Eigenverantwortung des Betroffenen, seine individuelle Toleranzgrenze herauszufinden und

Die Ernährung umstellen

diese auch intuitiv in Verbindung mit einzelnen Lebensmitteln zu bringen. Doch das klingt leichter, als es in Wirklichkeit ist. Eine nahezu unüberschaubare Palette an Lebensmitteln, angereichert mit unzähligen Zusatzstoffen, steht uns täglich zur Verfügung. Reicht da Intuition noch aus? Sicher nicht.

Eine vierwöchige Auslassdiät, während der Sie den Konsum von Fruchtzucker auf maximal 1–2 Gramm pro Tag beschränken, hat sich bei der intestinalen Fructose-Intoleranz als nützlich erwiesen. Im Anschluss an diese Phase des Verzichts, auch Karenzphase genannt, folgt die Testphase, in der Sie die weggelassenen fructosehaltigen Lebensmittel schrittweise wieder einführen sollten. Auf diese Weise bekommen Sie ein Gespür für deren Verträglichkeit und können so den Speiseplan Tag für Tag erweitern.

> **INFO**
>
> ## Detektivarbeit gefragt!
>
> Die Auslassdiät erfordert viel Geduld und Disziplin – besonders in der Anfangszeit. Manchmal ist es notwendig, mit der Gründlichkeit und dem Scharfsinn eines Detektivs zu ermitteln! Nur so wird es Ihnen gelingen, sich an Ihre ganz persönliche Verträglichkeitsgrenze im Hinblick auf fructosehaltige Lebensmittel heranzutasten. Letztlich geht es darum, die Einschränkungen in der Ernährung auf ein Minimum zu reduzieren, um damit ein Maximum an Lebensqualität zu erreichen. Nach erfolgreicher und konsequenter Durchführung dieses Selbsttests werden Sie erstaunt sein, wie viel Abwechslung Ihr Speiseplan trotz Fruchtzucker-Unverträglichkeit bieten kann und wie leicht es ist, eine beschwerdefreie Ernährungsweise sicherzustellen.

Praxistipps für die Auslassdiät

Um die Auslassdiät erfolgreich durchzuführen, sollten Sie einige Regeln beachten und möglichst konsequent und systematisch vorgehen. Dabei empfehlen sich folgende Maßnahmen:

- **Karenzphase:** Sie sollten vier Wochen lang eine streng fructosearme Diät einhalten, bei der Sie den Fruchtzuckerkonsum auf 1–2 Gramm pro Tag einschränken. Die Angaben über den Fruchtzuckergehalt einzelner Speisen auf der folgenden Doppelseite sowie der Rezeptteil im Anhang werden Ihnen dabei eine wertvolle Hilfe sein.

(Fortsetzung auf Seite 54)

4 Therapie

AUSLASSDIÄT

Fructosearme Lebensmittel für die Auslassdiät

In den folgenden Tabellen finden Sie eine Auswahl fructosearmer Lebensmittel und Getränke, die gerade für die Karenzphase der Auslassdiät gut geeignet sind. Bei fast allen ausgewählten Lebensmitteln ist auch das Verhältnis zwischen Fructose und Glucose sehr günstig und trägt zur Verträglichkeit bei. Die Zusammenstellungen sollen Ihnen helfen, Ihren ganz persönlichen Speiseplan zu erstellen.

Fructosearme Obstsorten	
Bezeichnung	Fructose (g/100g)
Avocado	0,02
Papaya	0,34
Rhabarber	0,39
Limette	0,80
Satsuma	1,23
Acerola	1,25
Mandarine	1,30
Brombeere	1,35
Nektarine	1,79
Moosbeeren	1,83

Fructosearme Gemüse- und Pilzsorten	
Bezeichnung	Fructose (g/100g)
Pfifferling	0,01
Steinpilz	0,03
Champignon	0,03
Schwarzwurzel	0,03
Endivien	0,05
Knollensellerie	0,09
Blattspinat	0,11
Pastinake	0,12
Feldsalat	0,18
Erbsen	0,25

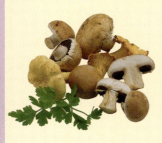

▲ Champignons haben einen minimalen Fructosegehalt.

Die Ernährung umstellen

Fructosearme kohlenhydrathaltige Lebensmittel	
Bezeichnung	Fructose (g/100g)
Reis	0,03
Nudeln	0,07
Mais	0,07
Buchweizengrieß	0,07
Kartoffeln	0,14

Fructosearme Brot- und Backwaren	
Bezeichnung	Fructose (g/100g)
Blätterteig	0,03
Vollkornbrötchen	0,04
Mürbeteig	0,04
Grahambrot	0,05
Hafervollkornbrot	0,05

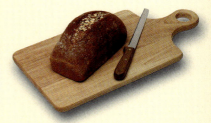

▲ Auch fructosearme Vollkornprodukte gehören auf den Speiseplan.

Was Sie sonst noch essen dürfen:
- Fisch, Fleisch- und Wurstwaren
- Eier und Eiprodukte
- Naturbelassene Milchprodukte (falls keine Laktose-Intoleranz vorliegt!)
- Schnittkäse

WICHTIG

Was Sie unbedingt meiden sollten:
- Früchte mit hohem Fructosegehalt: Äpfel, Birnen, Kirschen, Kiwi, Weintrauben, Trockenobst (Datteln, Feigen, Rosinen etc.)
- Fruchtsäfte, Limonaden, Colagetränke (auch Light-Produkte)
- Süßigkeiten aller Art: Honig, Konfitüren, Kompotte, Schokolade, Eis, Kuchen und Gebäck
- Milchprodukte mit Früchten oder Fruchtaromen: Fruchtjoghurt, Fruchtquark, Fruchtmolke, Buttermilch mit Früchten
- Saucen und Marinaden: Ketchup, Mayonnaise, fertige Salatdressings, Tütensaucen
- Diabetiker- und Diätprodukte mit Zuckeraustauschstoffen (vor allem Sorbit)

▼ Fructosefreie Getränke sind beispielsweise: Mineralwasser, grüne und schwarze Tees, Kaffee, Milch.

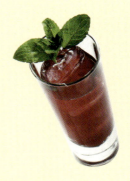

4 Therapie

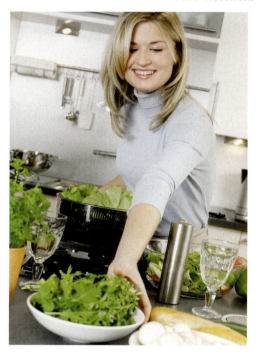

▲ Die Auslassdiät erfordert planvolles und konsequentes Vorgehen.

- **Speiseplan:** Um die Phase des Verzichts konsequent durchzuhalten, sollten Sie einen Speiseplan für jeweils einen Tag oder – falls möglich – auch für eine ganze Woche erstellen.
- **Testphase:** Nach vierwöchiger Karenzzeit folgt nun die Testphase, in der die weggelassenen fructosereichen Lebensmittel wieder eingeführt werden sollten.
- **Schrittweise vorgehen:** Es empfiehlt sich, in der Testphase die fructosehaltigen Lebensmittel möglichst einzeln – tageweise – wieder einzuführen. Nur so kann ein ursächlicher Zusammenhang zwischen Beschwerden und FI nachgewiesen werden.
- **Behutsam vorgehen:** Um zu heftige Beschwerden zu vermeiden, ist es ratsam, zunächst – behutsam – mit Gemüse- und Obstsorten, die nur relativ wenig Fructose enthalten (wie etwa Aprikosen und Bananen) zu beginnen und nicht – abrupt – mit stark fructosehaltigen Lebensmitteln (wie etwa Honig, Konfitüre oder Trockenobst). Auch die Menge sowie das Verhältnis zwischen Fructose und Glucose (siehe Seite 59: Linderung durch Glucose) spielen eine Rolle!
- **Tagebuch führen:** Sowohl während der Karenz- als auch während der Testphase ist das Führen eines Tagebuchs unumgänglich. Darin sollten sie genau notieren, was Sie gegessen haben, ob oder welche Beschwerden danach aufgetreten sind. In der Karenzphase finden Sie dadurch heraus, ob es noch andere »Übeltäter« als die bisher Verdächtigen gibt; in der Testphase zeigt sich,

welche der fructosehaltigen Nahrungsmittel Ihnen die größten Beschwerden bereiten.

- **Hilfe von außen:** Der Test sollte entweder von einem Arzt oder Ernährungsberater begleitet werden.

▼ Zeitplan einer Auslassdiät.

Karenzphase	Testphase	Normalzustand
streng fructose-arme Kost	Austesten fructosehaltiger Speisen	fructosereduzierte Kost mit nur geringfügigen Einschränkungen

Start   4 Wochen   ca. 6 Monate

INFO

Ernährungstagebuch

Mit einem sorgfältig geführten Ernährungstagebuch können Sie Ihren Essgewohnheiten auf den Grund gehen. Notieren Sie alles, was Sie im Laufe eines Tages zu sich nehmen, auf einem Blatt Papier oder in einem eigens dafür angelegten Tagebuch. Nehmen Sie dazu einfach in fünf Spalten folgende Einträge vor:

1. Tag und Uhrzeit
2. Welches Lebensmittel habe ich gegessen bzw. getrunken?
3. Menge
4. Wohlbefinden bei/direkt nach der Mahlzeit
5. Wohlbefinden bis zur nächsten Mahlzeit

Das Führen eines Ernährungstagebuches ist auf den ersten Blick umständlich und zeitraubend. Doch nur so können Sie sich bewusst machen, welche Speisen Sie tatsächlich verzehren, auch nebenbei und unbemerkt. Ein gut geführtes Tagebuch ist der Spiegel Ihres Ernährungsverhaltens und Ihres Wohlbefindens. Sie werden erstaunt sein, welche Zusammenhänge sich aus einer detaillierten Niederschrift herleiten lassen.

4 Therapie

Was Sie sonst noch tun können

Neben der fructosearmen – oder im Falle der HFI fructosefreien – Ernährung gibt es noch weitere Maßnahmen, die helfen, die bisherige Unterversorgung mit Zink und Folsäure zu beheben und die geschädigte Darmflora zu sanieren.

Nahrungsergänzung durch Zink und Folsäure

Wichtig
Menschen mit einer Fructose-Intoleranz leiden meist gleichzeitig an einem Zink- und Folsäuremangel.

Typisch für eine Fructose-Intoleranz ist die Unterversorgung des Körpers mit Zink und Folsäure, die mit Depressionen, Infektanfälligkeit und einer Reihe weiterer Folgekrankheiten in Verbindung gebracht wird (siehe Kapitel 2: »Typische Beschwerden einer Fructose-Intoleranz«). Diese Nährstoffdefizite allein durch diätetische Maßnahmen, also durch vermehrten Konsum Zink- und Vitamin-B-reicher Speisen auszugleichen, ist besonders bei einer FI sehr schwierig und würde einen unverhältnismäßig großen Aufwand erfordern. Fachleute raten daher ausdrücklich zu einer Ergänzung der Nährstoffzufuhr durch Zink- und Folsäurepräparate. Diese stellen eine sinnvolle Nahrungsergänzung für Menschen mit FI dar. Sie sollten zur Vermeidung schwerwiegender Folgeerkrankungen lebenslang fester Bestandteil einer gesunden Ernährung sein. Ein Kombipräparat speziell für diesen Zweck ist unter dem Namen »Fructobalax®« in der Apotheke oder per Versand (www.fructobalax.de) erhältlich. Es handelt sich dabei um ein diätetisches Lebensmittel zur besonderen Ernährung bei Fructose-Intoleranz im Rahmen eines Diätplans.

Aufbau der Darmflora

Häufige oder chronische Verdauungsstörungen infolge einer fehlerhaften Ernährung mit fructosehaltigen Lebensmitteln können die Darmflora in ihrer Funktion nachhaltig beeinträchtigen. In solchen Fällen kann ein Aufbau der natürlichen Lebensverhältnisse im Darm durch die Anreicherung mit »gesunden« Darmbakterien angezeigt sein.

Als Darmflora bezeichnet man die Gesamtheit der etwa 500 Arten von Mikroorganismen, die in der Schleimhaut des Darms nisten und mit denen wir in einer gesunden Symbiose leben. Ihre Aufgaben sind vielfältig: Neben der Abwehr von unerwünschten Viren, Bakterien oder Pilzen sorgen sie auch für die Bildung von Vitaminen und essenziellen Fettsäuren. Außerdem spielen Sie eine wichtige Rolle bei der Nahrungsverwertung und sind für ein widerstandsfähiges Abwehrsystem von entscheidender Bedeutung. Zur Wiederherstellung eines gesunden Darmmilieus verwendet man in erster Linie die Bakterienstämme Lactobacillus acidophilus und Bifidobakterien. Sie werden der Darmflora in Form von Nahrungsergänzungen oder als Bestandteil probiotischer Lebensmittel zugeführt und können langfristig zur Normalisierung der Darmverhältnisse beitragen. Auch diese Mittel sind im Handel frei erhältlich und können zur Unterstützung der Gesundung bei FI verwendet werden (z. B. unter www.pseudoallergie.de).

Info
Zur Normalisierung der Darmverhältnisse bei FI sind vor allem die Bakterienstämme Lactobacillus und Bifidobakterien geeignet.

Therapie durch Antibiotika

In einer Studie konnte gezeigt werden, dass es einen Zusammenhang gibt zwischen der Entstehung von Symptomen bei Fructose-Intoleranz und der Anzahl und Wirksamkeit der Darmbakterien. So berichteten FI-Patienten, deren Darmflora weniger dicht von Darmbakterien besiedelt war, nach der Einnahme von Fruchtzucker unter kon-

(Fortsetzung auf Seite 59)

4 Therapie

> **INFO**
>
> ### Gesundheit für den Darm: Probiotika und Präbiotika
>
>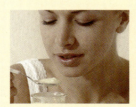
>
> Probiotische Lebensmittel sind Nahrungsmittel, die lebende Mikroorganismen, so genannte Probiotika, enthalten. Besonders Milchsäure- und Bifidobakterien stehen in dem Ruf, in positiver Weise auf die Darmflora zu wirken. Voraussetzung ist, dass die Mikroorganismen lebend, in ausreichender Zahl und regelmäßig in den Darm gelangen. Da sie sich nur für wenige Tage bis Wochen im Darm ansiedeln, ist eine regelmäßige Zufuhr Grundvoraussetzung für ihre Wirkung. Ein einmaliger oder sporadischer Verzehr von probiotischen Lebensmitteln reicht also nicht aus. Wer seinen Bedarf an Probiotika mit Lebensmitteln decken möchte, sollte vor allem auf mit Milchsäurebakterien angereicherte Milch- und Sauermilchprodukte zurückgreifen, die ganze Kühlregale unserer Supermärkte füllen. Darüber hinaus werden die nützlichen Mikroorganismen inzwischen auch anderen Lebensmitteln wie Müsli, Wurst oder Süßwaren künstlich zugesetzt. Allerdings ist die Anzahl der eingebrachten Bakterienstämme beim so genannten Functional Food nicht immer ausreichend hoch.
>
> Auch Präbiotika werden einigen Lebensmitteln heutzutage künstlich zugesetzt. Diese unverdaulichen Kohlenhydrate, auch Ballaststoffe genannt, steigern Anzahl und Aktivität der erwünschten Milchsäure- und Bifidobakterien im Darm, indem sie ihnen als Nahrungsgrundlage dienen. Als natürliche präbiotisch wirkende Oligosaccharide – das sind Mehrfachzucker – finden sie sich in Chicoree, Knoblauch, Spargel, Zwiebeln sowie in Milchprodukten.
>
> Die positiven Effekte der Pro- und Präbiotika auf die Darmflora sind erwiesen. Sie schaffen ein gutes Klima im Darm, vermindern Durchfallerkrankungen, senken die Konzentration gesundheitsschädlicher und Krebs fördernder Stoffe im Dickdarm und stärken dadurch das Immunsystem. Ein gesunder Darm ist Bedingung für einen gesunden Körper.

Probiotika: Lebende Mikroorganismen wie beispielsweise Milchsäure- und Bifidobakterien.

Präbiotika: Unverdauliche Kohlenhydrate, auch Ballaststoffe genannt.

trollierten Bedingungen über weniger Symptome als diejenigen Patienten, deren Darm äußerst dicht von Darmbakterien besiedelt war. Man geht davon aus, dass der Zersetzungsprozess der Fructose durch Darmbakterien für die Hauptbeschwerden verantwortlich ist. Daraus könnte man folgern, dass es unter Umständen therapeutisch sinnvoll sein kann, das existierende Bakterienmilieu durch die Gabe von Antibiotika vorübergehend zu zersetzen. Da bislang aber keine weiteren Studien über die Wirkung einer solchen Therapie vorliegen und weil die positiven Effekte einer bakteriell dicht besiedelten Darmflora unbestritten sind, wird die Gabe von Antibiotika bislang nur in besonders hartnäckigen Ausnahmefällen empfohlen.

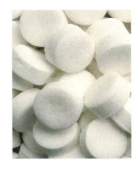

▲ Traubenzuckerdragees vor einer fructosehaltigen Mahlzeit können die Verträglichkeit erhöhen. Doch Vorsicht bei der Dosierung: Traubenzucker fördert auch durchfallartige Störungen!

Linderung durch Glucose

Aus Studien weiß man, dass sich die Verträglichkeit von Fruchtzucker durch den Konsum von Glucose, also Traubenzucker, spürbar verbessern lässt. Als Faustformel gilt, dass pro Gramm Fruchtzucker ein Gramm Traubenzucker zugeführt werden muss, um die Resorption der Fructose zu normalisieren und beschwerdefreien Genuss zu garantieren. Und obwohl Traubenzucker einen nicht unerheblichen Eigengeschmack hat, ist dies zumindest bei einigen Speisen problemlos möglich. Vergleichsweise gut verträglich sind auch Obst- und Gemüsesorten, die von Natur aus viel Traubenzucker enthalten. Je mehr Eigensüße eine Obstsorte hat, desto höher ist meist auch ihr Traubenzuckergehalt. Typisches Beispiel hierfür sind reife Bananen.

Viele Betroffene berichten auch von positiven Erfahrungen, wenn Sie vor einer fructosehaltigen Mahlzeit Traubenzuckerbonbons einnehmen und damit ein 1:1-Verhältnis zwischen zugeführter Fructose und Glucose herstellen. Dabei sollte man jedoch stets die abführende Wirkung größerer Mengen an Traubenzucker im Auge behalten, die den resorptionsfördernden Effekt verschleiern und ein ähnliches Beschwerdebild herbeiführen kann.

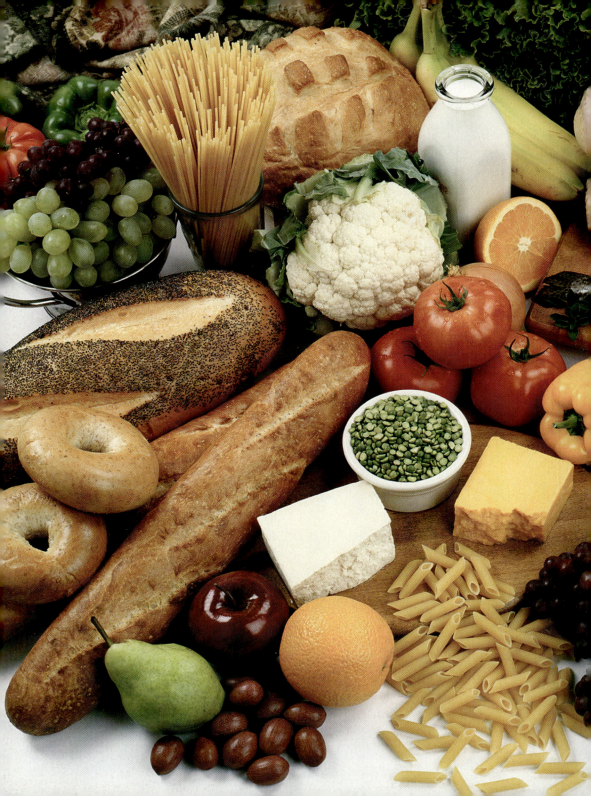

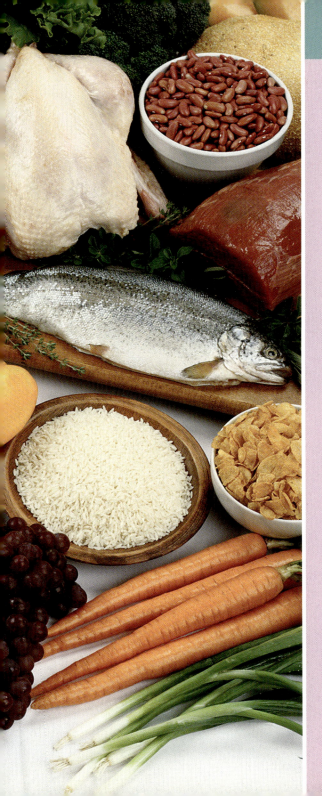

5 Ernährung

Welche Lebensmittel sind geeignet?

Um sich möglichst abwechslungsreich zu ernähren und nicht unnötig auf Lieblingsspeisen zu verzichten, ist es hilfreich, sich mit dem Fructose-Gehalt einzelner Lebensmittel vertraut zu machen. Denn es gibt innerhalb der Lebensmittelgruppen sehr große Unterschiede: Während beispielsweise Birnen wahre »Fructose-Bomben« sind, enthalten Papaya kaum Fruchtzucker.

5 Ernährung

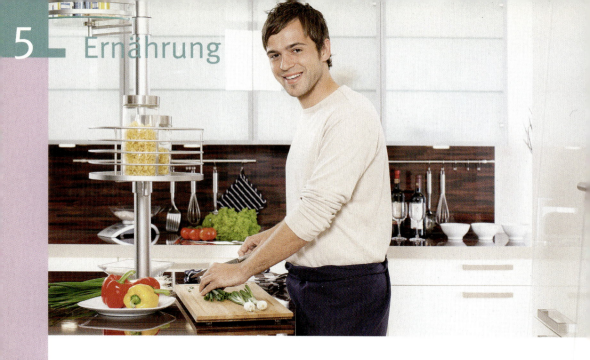

Grundnahrungsmittel

Es liegt auf der Hand, dass Obst Fruchtzucker enthält und damit für Menschen mit Fructose-Intoleranz schlecht verträglich ist. Aber Fructose ist oft auch in Lebensmitteln versteckt, in denen man sie eigentlich nicht vermutet, beispielsweise in vielen Wurst- und Backwaren.

Obst

Aufgrund seines natürlichen Fructosegehaltes gehört Obst zu den am schlechtesten verträglichen Lebensmitteln bei FI. Doch ein lebenslanger Verzicht ist nicht zwangsläufig erforderlich, denn es gibt beträchtliche Unterschiede zwischen den einzelnen Sorten. Auch Menge und Zeitpunkt der Einnahme beeinflussen die Verträglichkeit.

Zur Sicherheit sollten Sie während der ersten vier Wochen Ihrer Auslassdiät (siehe S. 50 ff.) auf den Konsum von Obst

Wichtig
Essen Sie Obst vorzugsweise in kleinen Mengen über den Tag verteilt sowie nach größeren Mahlzeiten. Das fördert die Verträglichkeit und sichert eine ausreichende Versorgung mit lebenswichtigen Vitaminen.

völlig verzichten. Im Anschluss daran dürfen Sie die Verträglichkeit Ihrer Lieblingssorten Stück für Stück durch vorsichtiges Austesten ermitteln. Der Fruchtzuckergehalt, den Sie der nachfolgenden Tabelle entnehmen können, gibt dabei am ehesten Aufschluss über die Eignung einer Speise. Besonders süße Obstsorten sind aufgrund ihres Glucosegehaltes oft gut bekömmlich und sollten nach der Karenzzeit der Auslassdiät sorgfältig ausgetestet werden. Klären Sie also besonders die Verträglichkeit von Sorten mit wenig Fructose und hohem Glucoseanteil. Schließlich liefert Obst nicht nur wichtige Vitamine, Ballaststoffe und sekundäre Pflanzenstoffe, sondern stellt auch einen kulinarischen Genuss dar, auf den die wenigsten Betroffen dauerhaft verzichten möchten.

Gerade bei Obst bietet es sich an, mittels Aufstreuen oder Einrühren von Traubenzucker in Pulverform einen unproblematischen Genuss sicherzustellen. Je langsamer eine Mahlzeit den Dünndarm passiert, umso länger ist die Kontaktzeit mit den Darmwänden und den darin beherbergten GLUT-5-Transportern. Daher verbessert sich die Resorption von Fructose erheblich, wenn Obst zu oder nach schweren Mahlzeiten gegessen wird. Ein kleines Obstdessert zum Nachtisch ist also weitaus bekömmlicher als die gleiche Menge Obst zum Frühstück auf leeren Magen. Ebenfalls verdauungsfördernd ist es, Obst in kleinen Rationen über den Tag verteilt zu essen, anstatt eine große Portion auf einmal zu vertilgen. Geben Sie Ihrem Dünndarm also ausreichend Zeit und Gelegenheit, die zugeführte Fructose in Ruhe zu verstoffwechseln.

Info
Durch Zugabe von Traubenzuckerpulver verbessert sich die Bekömmlichkeit von Obst erheblich.

Wichtig
Bei den tabellarisch aufgeführten Nährstoffangaben handelt es sich um amtliche Messwerte. Die Ergebnisse sind abhängig von Faktoren wie Sorte, Reifegrad, Herkunftsland oder Hersteller und können sich daher von denen anderer Quellen teilweise unterscheiden.

Obst

Bezeichnung	Fructose g/100g	Glucose g/100g	Verhältnis
Acerola	1,25	1,25	1 : 1,0
Ananas	2,59	2,26	1 : 0,9
Apfel	5,74	2,04	1 : 0,4

5 Ernährung

Fortsetzung Obst

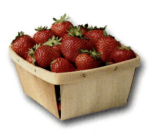

Bezeichnung	Fructose g/100g	Glucose g/100g	Verhältnis
Aprikose	0,86	1,73	1 : 2,0
Avocado	0,02	0,06	1 : 3,0
Banane	3,64	3,79	1 : 1,0
Birne	6,75	1,67	1 : 0,2
Brombeeren	1,35	1,28	1 : 1,0
Cashewapfel	3,77	3,77	1 : 1,0
Clementine	1,69	1,53	1 : 0,9
Dattel	31,33	33,61	1 : 1,1
Erdbeeren	2,28	2,16	1 : 0,9
Feige	5,51	6,99	1 : 1,3
Granatapfel	7,37	9,05	1 : 1,2
Grapefruit	2,53	2,87	1 : 1,1
Hagebutten	8,69	8,70	1 : 1,0
Heidelbeeren	4,07	3,00	1 : 0,7
Himbeeren	2,04	1,77	1 : 0,9
Holunderbeeren	3,55	3,58	1 : 1,0
Kiwi	4,41	4,71	1 : 1,1
Limette	0,80	0,80	1 : 1,0
Litchi	3,40	5,10	1 : 1,5
Mandarine	1,30	1,70	1 : 1,3
Mango	2,73	0,64	1 : 0,2
Mirabelle	4,30	5,10	1 : 1,2
Mispel	4,77	4,77	1 : 1,0
Moosbeeren	1,83	1,83	1 : 1,0
Nektarine	1,79	1,79	1 : 1,0
Orange	2,87	2,53	1 : 0,9
Pampelmuse	2,67	3,03	1 : 1,1
Papaya	0,34	1,03	1 : 3,1
Passionsfrucht	3,97	5,13	1 : 1,3
Pfirsich	1,24	1,04	1 : 0,8
Pflaume	2,02	3,38	1 : 1,7
Preiselbeeren	3,34	3,46	1 : 1,0
Quitte	4,29	2,67	1 : 0,6
Rhabarber	0,39	0,41	1 : 1,1
Rosinen	32,77	32,31	1 : 1,0
Sanddornbeeren	2,22	2,53	1 : 1,1
Satsuma	1,23	1,61	1 : 1,3

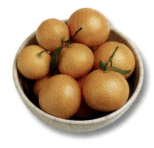

Fortsetzung Obst

Bezeichnung	Fructose g/100g	Glucose g/100g	Verhältnis
Sauerkirschen	4,77	5,77	1 : 1,2
Stachelbeeren	4,01	3,63	1 : 0,9
Sultaninen	32,77	32,31	1 : 1,0
Süßkirschen	6,16	6,94	1 : 1,1
Vogelbeeren	5,68	5,68	1 : 1,0
Wassermelone	2,90	2,90	1 : 1,0
Weintrauben	7,63	7,33	1 : 1,0
Zitrone	3,45	3,58	1 : 1,0
Zwetschgen	2,00	4,30	1 : 2,2

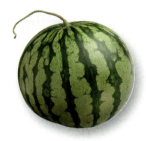

Gemüse

Unser heimisches Gemüse hat bei weitem nicht so einen hohen Fructosegehalt wie das Obst, doch besonders die darin enthaltenen Ballaststoffe wirken sich negativ auf die Bekömmlichkeit bei FI aus. Meiden Sie daher gerade zu Beginn Ihrer Diät Kohlgemüse, Bohnen, Lauch und Linsen. Sie enthalten unverdauliche Stachyose und Verbascose – das sind aus 3–4 Einfachzuckern zusammengesetzte Kohlenhydrate – und verstärken dadurch typische Unverträglichkeitssymptome wie durchfallartige Störungen und Blähungen. Generell sollten Sie um Rohkost und ballaststoffreiche Lebensmittel besonders in der Anfangsphase Ihrer Nahrungsumstellung einen großen Bogen machen. Sie werden nicht von jedermann gut vertragen und stellen für Menschen mit häufigen Darmproblemen eine besondere Herausforderung dar. Der häufig erteilte Ratschlag, viele Ballaststoffe zu sich zu nehmen, kann für Betroffene mit FI also keinesfalls als generelle Empfehlung gegeben werden.

5 Ernährung

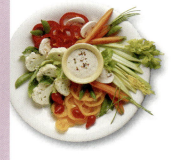

Gemüse und Pilze

Bezeichnung	Fructose g/100g	Glucose g/100g	Verhältnis
Artischocke	1,50	0,53	1 : 0,4
Aubergine	1,12	1,12	1 : 1,0
Blattspinat	0,11	0,14	1 : 1,2
Blumenkohl	0,91	1,01	1 : 1,1
Brennnessel	1,20	2,40	1 : 2,0
Brokkoli	0,90	1,00	1 : 1,1
Brunnenkresse	0,51	1,01	1 : 2,0
Champignon	0,03	0,07	1 : 2,4
Chayote	1,60	1,36	1 : 0,9
Chicorée	0,73	1,38	1 : 1,9
Chinabohnen	2,98	2,30	1 : 0,8
Chinakohl	0,43	0,42	1 : 1,0
Dicke Bohnen	2,19	1,69	1 : 0,8
Eisbergsalat	0,63	0,63	1 : 1,0
Endivien	0,05	0,02	1 : 0,4
Erbsen	0,25	0,37	1 : 1,5
Feldsalat	0,18	0,27	1 : 1,6
Fenchel	1,34	1,14	1 : 0,9
Fleischtomate	1,30	1,11	1 : 0,9
Gewürzgurken sauer	0,77	0,69	1 : 0,9
Grünkohl	0,99	0,81	1 : 0,8
Gurke	0,88	0,79	1 : 0,9
Knollensellerie	0,09	0,05	1 : 0,5
Kohlrabi	1,11	1,30	1 : 1,2
Kohlrübe	2,00	2,25	1 : 1,1
Kopfsalat	0,53	0,42	1 : 0,8
Kürbis	1,56	1,33	1 : 0,9
Mangold	0,64	1,54	1 : 2,4
Meerrettich	1,17	2,33	1 : 2,0
Morchel	0,03	0,06	1 : 2,4
Paprika gelb	2,17	2,65	1 : 1,2
Paprika grün	1,19	1,46	1 : 1,2
Paprika rot	3,74	2,34	1 : 0,6
Pastinake	0,12	0,15	1 : 1,2
Petersilie	1,85	2,95	1 : 1,6
Pfefferschoten	2,87	3,50	1 : 1,2
Pfifferling	0,01	0,02	1 : 2,4

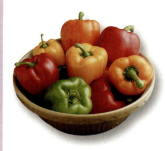

Grundnahrungsmittel

Fortsetzung Gemüse und Pilze

Bezeichnung	Fructose g/100g	Glucose g/100g	Verhältnis
Porree	1,16	0,90	1 : 0,8
Radicchio	0,60	0,60	1 : 1,0
Radieschen	0,64	1,38	1 : 2,2
Rettich	0,57	1,23	1 : 2,2
Rosenkohl	0,89	0,99	1 : 1,1
Rote Beete	0,34	0,34	1 : 1,0
Rotkohl	1,81	1,31	1 : 0,7
Sauerampfer	0,50	1,00	1 : 2,0
Sauerkraut	0,27	0,03	1 : 0,1
Schalotte	0,73	1,16	1 : 1,6
Schwarzwurzel	0,03	0,11	1 : 3,2
Shiitakepilz	0,62	1,48	1 : 2,4
Sojabohnen	1,40	1,82	1 : 1,3
Spargel	1,16	0,57	1 : 0,5
Spinat	0,11	0,14	1 : 1,2
Spitzkohl	0,96	0,96	1 : 1,0
Stangenbohnen	0,56	0,43	1 : 0,8
Steinpilz	0,03	0,06	1 : 2,4
Strauchbohnen	1,93	1,49	1 : 0,8
Tomaten	1,30	1,11	1 : 0,9
Trüffel	0,37	0,89	1 : 2,4
Wachsbohnen frisch	0,96	0,74	1 : 0,8
Weinsauerkraut	0,27	0,27	1 : 1,0
Weißkohl	1,87	1,87	1 : 1,0
Wirsingkohl	0,86	0,09	1 : 0,1
Zucchini	0,70	0,60	1 : 0,9
Zwiebel	1,08	1,72	1 : 1,6

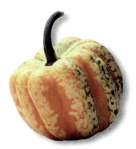

Milchprodukte

Naturbelassene Milchprodukte enthalten keine Fructose, rufen aber aufgrund Ihres Laktosegehaltes bei der überwiegenden Zahl der Betroffenen mit FI identische Beschwerden hervor. Man spricht in diesem Fall von einer Laktose-Intoleranz, ein Enzymdefekt, welcher häufig ge-

Wichtig
Bei Problemen nach dem Verzehr von Milchprodukten sollten Sie durch Ihren Arzt unbedingt auch eine Laktose-Intoleranz abklären lassen!

67

5 Ernährung

meinsam mit der FI auftritt und von den Betroffenen in jedem Fall parallel abgeklärt werden sollte. Besonders problematisch sind jedoch Milchprodukte, die neben ihrem Laktosegehalt auch Fructose aufweisen. Dies gilt für nahezu alle Variationen, die mit Früchten oder Fruchtaromen angereichert sind, also Fruchtjoghurt, Fruchteis, Fruchtmolke und eine Reihe weiterer Kreationen der modernen Lebensmittelindustrie. Sie alle sind in der ersten Phase Ihrer Diät tabu und müssen im Anschluss daran sorgfältig ausgetestet werden.

Milchprodukte

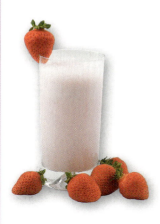

Bezeichnung	Fructose g/100g	Glucose g/100g	Verhältnis
Buttermilch mit Früchten	0,34	0,12	1 : 0,4
Buttermilch m. Fruchtzubereit.	0,24	0,08	1 : 0,4
Diätjoghurt mit Früchten	0,46	0,20	1 : 0,4
Dickmilch mit Früchten	0,32	0,12	1 : 0,4
Fruchtdickmilch Diät	0,46	0,16	1 : 0,4
Fruchtjoghurt entrahmt	0,34	0,16	1 : 0,5
Joghurt 10 % mit Erdbeere	0,41	0,41	1 : 1,0
Joghurt 10 % mit Früchten	0,32	0,15	1 : 0,5
Joghurt mit Fruchtzubereitung	0,34	0,16	1 : 0,5
Joghurt mit Müsli	0,56	0,47	1 : 0,8
Joghurt-Dressing	0,41	0,51	1 : 1,2
Joghurtschnitten	1,38	0,87	1 : 0,6
Trinkmilch mit Früchten	0,34	0,12	1 : 0,4
Trinkmilch m. Fruchtzubereit.	0,24	0,08	1 : 0,4

Grundnahrungsmittel

Kohlenhydrathaltige Lebensmittel

Sehr gut verträglich und nahezu unbedenklich sind Kartoffeln als Kohlenhydratquelle bei FI. Sie liefern viel Energie über einen langen Zeitraum und regulieren die Darmtätigkeit auf natürliche Weise. Auch Reis und Mais werden im Allgemeinen gut vertragen und können bei Fruchtzucker-Unverträglichkeit sogar in den ersten Diätwochen angewendet werden. Allerdings besitzen sie einen höheren Ballaststoffanteil als Kartoffeln, es lohnt sich daher, hinsichtlich der Verträglichkeit etwas genauer hinzuschauen. Das Gleiche gilt übrigens für Dinkel, Roggen, Grieß, Hirse und Haferflocken sowie für die daraus hergestellten Lebensmittel.

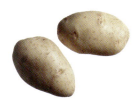

▲ Kartoffeln sind bei Fructose-Intoleranz besonders gut verträglich und liefern langfristig viel Energie.

Kohlenhydrathaltige Lebensmittel

Bezeichnung	Fructose g/100g	Glucose g/100g	Verhältnis
Buchweizengrieß	0,07	0,07	1 : 1,0
Gerste	0,13	0,13	1 : 1,0
Kartoffelchips	0,15	0,22	1 : 1,5
Kartoffeln	0,14	0,21	1 : 1,5
Mais	0,07	0,07	1 : 1,0
Nudeln	0,07	0,07	1 : 1,0
Pommes frites	0,15	0,22	1 : 1,5
Reis	0,03	0,03	1 : 1,0
Reis parboiled	0,08	0,08	1 : 1,0
Roggenmehl	0,71	1,07	1 : 1,5
Weizenkleie	0,09	0,18	1 : 2,0
Weizenmehl	0,07	0,07	1 : 1,0

5 Ernährung

Fleisch, Fisch und Wurstwaren

Tierische Lebensmittel enthalten von Natur aus keine Fructose. Allerdings hat sich die Lebensmittelindustrie einiges einfallen lassen, um beispielsweise hinsichtlich des Geschmacks, der Festigkeit oder auch der ästhetischen Ansprüche dem Verbraucher gerecht zu werden. Und so findet sich in industriell verarbeiteten Fleisch- und Wurstwaren – neben einer Reihe weiterer Zusatzstoffe – nicht selten die Fructose im Zutatenverzeichnis, bis vor kurzem versteckt hinter dem Ausdruck »Zuckerstoffe«. Zwar ist die Menge der eingebrachten Fructose eher gering, doch zumindest in den ersten Wochen Ihrer fructosereduzierten Diät sollten Sie nach Möglichkeit entsprechende Lebensmittel meiden. Deutlich mehr Fruchtzucker können übrigens marinierte Fleischwaren sowie eingelegter Fisch enthalten. Im übrigen sollten Sie während der Karenzzeit am besten auf frische und unverarbeitete Fleisch-, Wurst- und Fischwaren zurückgreifen. So können Sie sicherstellen, keine versteckten Fructoserationen mit Ihrer Nahrung aufzunehmen.

> **INFO**
>
> ### Histamin-Intoleranz
>
> Bei dieser Unverträglichkeit handelt es sich um einen weiteren Enzymdefekt, der häufig gemeinsam mit der Fructose-Intoleranz auftritt. Gesundheitsbeschwerden nach dem Verzehr von Fisch, Rotwein oder Sauerkraut können ein Hinweis darauf sein. Um ganz sicher zu gehen, meiden Sie in den ersten Wochen Ihrer Diät histaminreiche Speisen und Getränke.

Brot und Backwaren

Zum Backen von konventionellen Backstubenerzeugnissen werden heute fast ausschließlich industriell vorgefertigte Backmischungen verwendet. Das Bäckerhandwerk trägt damit den Verbraucherwünschen nach einheitlichen Produkten mit gleich bleibender Beschaffenheit und Geschmack, großem Volumen, schönem Aussehen und niedrigen Preisen Rechnung. Leider enthält eine Vielzahl dieser Backmischungen Fruchtzucker in variablen Mengen-

Grundnahrungsmittel

anteilen. So wird bei Backwaren und Frühstücksgebäck mit Hilfe von Fructosesirup das Süßempfinden reguliert. Als Backzutat wirkt es außerdem auf die Färbung ein und beeinflusst die Endstruktur, indem es die Eigenschaften des Teigs verändert. Fructosesirup begünstigt ferner die Stabilität des Endprodukts, indem es die Wasseraktivität verringert und so zu einer Beibehaltung der weichen Beschaffenheit beiträgt. Zu guter Letzt wirkt Fructosesirup der Schimmelbildung entgegen.

Aus Sicht der Lebensmittelindustrie gibt es also viele Gründe, Fructose bei der Herstellung von Backwaren zu verwenden. Für Menschen mit FI ist es daher wichtig, den häufig undeklarierten Backzutaten auf den Grund zu gehen, Zutatenlisten genau zu lesen und in Zweifelsfällen beim Hersteller anzufragen. Da die Aussagen zum Fructosegehalt einzelner Backwaren bei Bäckereiangestellten nicht immer eine befriedigende Antwort erwarten lassen, bietet es sich an, nach der Zutatenliste der verwendeten Backmischungen zu fragen.

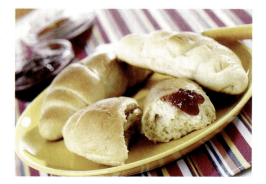

▲ Nicht nur in der Marmelade auch im Croissant selbst kann Fructose enthalten sein!

Auch Honig kommt bei der Herstellung von Brotsorten häufig zum Einsatz. Aufgrund seines hohen Fructosegehaltes sollte man entsprechende Brotsorten zumindest in der Anfangsphase der Auslassdiät meiden. Gleiches gilt für Backwaren, die Früchte oder Gemüse enthalten, wie zum Beispiel Rosinenbrot oder Apfeltaschen.

Brot und Backwaren

Bezeichnung	Fructose g/100g	Glucose g/100g	Verhältnis
Apfelstrudel	6,24	2,83	1 : 0,5
Baguette	0,05	0,05	1 : 1,0
Baisertorte	0,07	0,17	1 : 2,5

5 Ernährung

Fortsetzung Brot und Backwaren

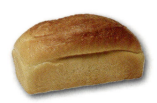

Bezeichnung	Fructose g/100g	Glucose g/100g	Verhältnis
Biskuitrolle	0,80	0,44	1 : 0,5
Biskuitteig	0,16	0,21	1 : 1,3
Blätterteig	0,03	0,03	1 : 1,0
Buchweizenbrot	0,05	0,05	1 : 1,0
Butterkeks	9,57	8,62	1 : 0,9
Erdbeer-Sahne-Torte	0,69	0,70	1 : 1,0
Fladenbrot	0,05	0,05	1 : 1,0
Gedeckter Apfelkuchen	4,59	1,73	1 : 0,4
Gerstenvollkornbrot	0,07	0,08	1 : 1,1
Grahambrot	0,05	0,57	1 : 10,6
Graubrot Roggen	0,42	0,61	1 : 1,5
Hafervollkornbrot	0,05	0,07	1 : 1,2
Honigkuchen	6,66	6,02	1 : 0,9
Käsesahnetorte	0,05	0,21	1 : 4,0
Kirschtorte	1,85	2,33	1 : 1,3
Laugengebäck	0,07	0,07	1 : 1,0
Maisbrot	0,05	0,05	1 : 1,0
Mehrkornbrötchen	0,33	0,49	1 : 1,5
Mehrkornknäckebrot	0,49	0,72	1 : 1,5
Mehrkornvollkornbrot	0,06	0,07	1 : 1,1
Mürbeteig	0,04	0,04	1 : 1,0
Quark-Apfel-Torte	2,89	1,35	1 : 0,5
Reisbrot	0,05	0,05	1 : 1,0
Roggenbrötchen	0,44	0,65	1 : 1,5
Roggenknäckebrot	0,66	0,98	1 : 1,5
Roggenmischbrot	0,33	0,49	1 : 1,5
Roggen-Weizenvollkornbrot	0,06	0,37	1 : 6,7
Salzstangen	0,08	0,08	1 : 1,0
Vollkornbrötchen	0,04	0,59	1 : 13,7
Weizenbrötchen	0,05	0,05	1 : 1,0
Weizenknäckebrot	0,08	0,08	1 : 1,0
Weizenmischbrot	0,21	0,29	1 : 1,4

Getränke

Dass besonders Frucht- und Gemüsesäfte einen hohen Fructosegehalt aufweisen, liegt auf der Hand. Um aber nicht gänzlich auf diese Getränke verzichten zu müssen, bietet es sich an, durch das Einrühren von Traubenzucker die Verträglichkeit zu verbessern. Ebenfalls hilfreich kann es sein, Säfte mit Mineral- oder Leitungswasser zu verdünnen und so den prozentualen Fructosegehalt zu verringern. Wenn man zusätzlich statt reinen Fruchtsaft mit 100 % Fruchtgehalt einen Nektar mit deutlich geringerem Fruchtgehalt verwendet, dann steht dem Austesten einzelner Sorten nach einer vierwöchigen Karenzzeit nichts mehr im Wege.

Ist ein Fruchtsaft- oder Gemüsegetränk besonders sämig, so ist ihm vermutlich Fructosesirup beigemengt worden. Auch ein besonders süßer Geschmack deutet auf einen hohen Fruchtzuckergehalt hin. Entsprechende Sorten sollte man daher besser meiden.

Limonaden und Colagetränke enthalten ebenfalls Fructose und sollten nach Möglichkeit dauerhaft gemieden werden. Das gilt übrigens auch für so genannte Light-Produkte, die neben viel Fructose auch noch Sorbit enthalten und besonders schlecht vertragen werden.

Prinzipiell gut verträglich sind grüne und schwarze Teesorten sowie Mineralwasser mit geringem Kohlensäuregehalt. Zur Linderung akuter Bauchbeschwerden haben sich Teesorten mit Anis, Kümmel und Fenchel bewährt. Sie sind auch als Magen-Darm-Tee im Handel erhältlich. Vorsichtiges Austesten der Verträglichkeit ist geboten bei Wein und Früchtetee sowie bei Bier aufgrund seines Sorbitgehaltes. Eher gemieden werden sollten Tomatensaft, Instantgetränke und Spirituosen.

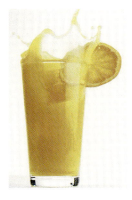

▲ Es ist ratsam, Fruchtsäfte mit Mineral- oder Leitungswasser zu verdünnen.

5 Ernährung

Getränke

Bezeichnung	Fructose g/100g	Glucose g/100g	Verhältnis
Ananas Fruchtnektar	1,18	1,03	1 : 0,9
Ananas Fruchtsaft	2,36	2,06	1 : 0,9
Apfel Fruchtnektar	2,67	0,95	1 : 0,4
Apfel Fruchtsaft	5,33	1,89	1 : 0,4
Apfelwein	3,65	3,65	1 : 1,0
Aprikose Fruchtnektar	0,32	0,63	1 : 2,0
Aprikose Fruchtsaft	0,79	1,59	1 : 2,0
Avocado Fruchtnektar	0,01	0,02	1 : 3,2
Avocado Fruchtsaft	0,02	0,06	1 : 3,0
Banane Fruchtnektar	0,75	0,79	1 : 1,0
Bier Alt	0,01	0,02	1 : 3,0
Bier Hefeweizen	0,01	0,02	1 : 3,0
Bier Kölsch	0,01	0,02	1 : 3,0
Bier Malzbier	0,48	0,88	1 : 1,8
Bier Pils	0,01	0,02	1 : 3,2
Birne Fruchtnektar	3,12	0,78	1 : 0,2
Birne Fruchtsaft	6,25	1,55	1 : 0,2
Brombeere Fruchtnektar	0,52	0,49	1 : 1,0
Brombeere Fruchtsaft	1,29	1,22	1 : 1,0
Cashewapfel Fruchtnektar	0,87	0,87	1 : 1,0
Cashewapfel Fruchtsaft	3,48	3,48	1 : 1,0
Champagner	1,75	1,75	1 : 1,0
Colagetränke	2,08	2,84	1 : 1,4
Erdbeere Fruchtnektar	0,83	0,79	1 : 0,9
Erdbeere Fruchtsaft	2,08	1,97	1 : 0,9
Fruchtsaftlikör	16,30	16,30	1 : 1,0
Grapefruit Fruchtnektar	1,03	1,16	1 : 1,1
Grapefruit Fruchtsaft	2,05	2,33	1 : 1,1
Hagebutte Fruchtnektar	3,37	3,38	1 : 1,0
Hagebutte Fruchtsaft	8,42	8,44	1 : 1,0
Heidelbeere Fruchtnektar	1,53	1,13	1 : 0,7
Heidelbeere Fruchtsaft	3,83	2,82	1 : 0,7
Himbeere Fruchtnektar	0,78	0,68	1 : 0,9
Himbeere Fruchtsaft	1,95	1,70	1 : 0,9
Holunderbeere Fruchtnektar	1,33	1,34	1 : 1,0
Holunderbeere Fruchtsaft	3,32	3,35	1 : 1,0
Kiwi Fruchtnektar	1,03	1,10	1 : 1,1

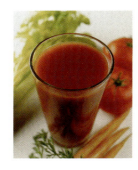

Fortsetzung Getränke

Bezeichnung	Fructose g/100g	Glucose g/100g	Verhältnis
Kiwi Fruchtsaft	4,13	4,41	1 : 1,1
Limonade	4,80	4,80	1 : 1,0
Mirabelle Fruchtnektar	1,18	1,40	1 : 1,2
Mirabelle Fruchtsaft	3,93	4,66	1 : 1,2
Nektarine Fruchtnektar	0,74	0,74	1 : 1,0
Nektarine Fruchtsaft	1,64	1,64	1 : 1,0
Orange Fruchtnektar	1,18	1,04	1 : 0,9
Orange Fruchtsaft	2,36	2,08	1 : 0,9
Pfirsich Fruchtnektar	0,51	0,43	1 : 0,8
Pfirsich Fruchtsaft	1,14	0,96	1 : 0,8
Pflaumen Fruchtnektar	0,55	0,93	1 : 1,7
Pflaumen Fruchtsaft	1,85	3,09	1 : 1,7
Portwein	6,60	5,40	1 : 0,8
Quitte Fruchtsaft	4,08	2,54	1 : 0,6
Quitte Fruchtnektar	2,04	1,27	1 : 0,6
Rotwein leicht	0,95	0,86	1 : 0,9
Rotwein schwer	1,69	0,81	1 : 0,5
Sauerkirsche Fruchtnektar	1,52	1,83	1 : 1,2
Sauerkirsche Fruchtsaft	4,34	5,24	1 : 1,2
Schorle	0,79	0,46	1 : 0,6
Sekt	1,75	1,75	1 : 1,0
Sherry	0,70	0,70	1 : 1,0
Stachelbeere Fruchtsaft	3,70	3,35	1 : 0,9
Stachelbeere Fruchtnektar	1,11	1,01	1 : 0,9
Süßkirsche Fruchtsaft	5,64	6,35	1 : 1,1
Süßkirsche Fruchtnektar	2,25	2,54	1 : 1,1
Tomatensaft	1,05	0,89	1 : 0,9
Weinbrand	0,79	0,59	1 : 0,8
Weintrauben Fruchtsaft	6,93	6,66	1 : 1,0
Weintrauben Fruchtnektar	3,47	3,34	1 : 1,0
Weißwein halbtrocken/ trocken	1,59	0,92	1 : 0,6
Weißwein lieblich	3,85	1,86	1 : 0,5
Zwetschge Fruchtnektar	0,55	1,19	1 : 2,2
Zwetschge Fruchtsaft	1,83	3,95	1 : 2,2

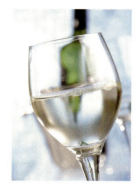

5 Ernährung

Sonstige Lebensmittel

Mittels Fructosesirup verlängert man bei Marmeladen und Konfitüren die Haltbarkeit der Produkte. Die Zugabe von Fructose hat außerdem Einfluss auf deren Konsistenz und verhindert ihre Verzuckerung. Marmeladen und Konfitüren weisen somit einen sehr hohen Fructosegehalt auf und sind besonders während der ersten Diätphase tabu.

Der Durchschnittsverbrauch an Honig liegt bei 1,3 kg pro Kopf und Jahr. Leider besteht er zu rund 40 % aus Fruchtzucker und gehört damit zu den wenigen Lebensmitteln, die bei einer FI strikt gemieden werden sollten.

Als Zuckeraustauschstoff findet Fructose besonders in Diabetikermenüs und kalorienreduzierten Diätprodukten Verwendung. Außerdem enthalten solche Speisen häufig Sorbit, wodurch die Verträglichkeit zusätzlich herabgesetzt wird. Entsprechende Lebensmittel sollten daher von Nicht-Diabetikern und ohne medizinische Indikation nicht konsumiert werden.

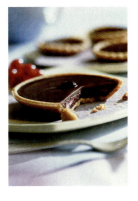

▲ Vorsicht: Törtchen, Gebäck und Kuchen sind nicht nur Kalorienbomben, sondern können auch erhebliche Mengen Fructose enthalten.

In Saucen und Marinaden wie Ketchup, Senf, Mayonnaise, Fleisch- und Fischmarinade wird Zucker häufig durch Fructosesirup vollkommen ersetzt. Er verleiht dem Produkt die gewünschte Konsistenz. Derartige Lebensmittel sollten von Betroffenen nur in Maßen konsumiert werden. Während der ersten Diätphase empfiehlt es sich, völlig darauf zu verzichten. Gleiches gilt übrigens für jegliche Art von Sirup, Essig, fertige Salatdressings und Tütensaucen.

Auch in vielen Süßwaren kommt Fruchtzucker in erheblichem Umfang zum Einsatz. Sie sollten diese daher – genauso wie Kuchen und Gebäck, Speiseeis, Nuß-Nougat-Cremes und Fertigdesserts – in der Karenzzeit komplett meiden und auch im Anschluss daran nur in geringem Umfang oder überhaupt nicht konsumieren.

Als Hilfs- oder Trägerstoff kommt Fructose außerdem in vielen Arzneimitteln vor. Insbesondere flüssige Medikamente wie zum Beispiel Hustensirup können extrem viel Fructose enthalten und sollten nach Möglichkeit durch gleichwertige Mittel mit anderer Zusammensetzung ausgetauscht werden. Setzen Sie aber niemals ohne Rücksprache mit Ihrem Arzt ein fructosehaltiges Medikament ab. Die Folgen könnten um ein Vielfaches schlimmer sein als die Wirkungen, die sich aus der Einnahme des Fruchtzuckers ergeben.

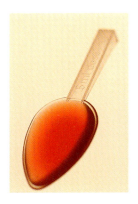

▲ Zahlreiche Medikamente enthalten Fructose als Hilfs- und Trägerstoff.

Sonstige Lebensmittel

Bezeichnung	Fructose g/100g	Glucose g/100g	Verhältnis
Ananas Konfitüre	0,95	0,83	1 : 0,9
Avocado Konfitüre	0,01	0,02	1 : 3,0
Banane Konfitüre	1,34	1,40	1 : 1,0
Bohnensalat	0,41	0,33	1 : 0,8
Bratlinge vegetarisch	0,29	0,78	1 : 2,7
Brokkoli-Reis-Auflauf	0,39	0,45	1 : 1,2
Cashewapfel Konfitüre	1,39	1,39	1 : 1,0
Clementine Konfitüre	0,62	0,56	1 : 0,9
Curryreis	0,14	0,18	1 : 1,2
Diabetikerkonfitüre	17,33	0,56	1 : 0,0
Essigmarinade	0,16	0,17	1 : 1,1
Fruchtcreme	17,39	4,42	1 : 0,3
Fruchteis	1,75	0,62	1 : 0,4
Fruchtschnitten	17,39	4,42	1 : 0,3
Fruchtsirup	1,89	0,67	1 : 0,4
Gemüsebrühe	0,24	0,27	1 : 1,1
Grapefruit Konfitüre	0,93	1,06	1 : 1,1
Honig	37,54	33,78	1 : 0,9
Karottensalat	0,91	1,11	1 : 1,2
Kartoffelsticks	0,46	0,69	1 : 1,5
Kohlroulade	1,30	1,33	1 : 1,0
Labskaus	0,20	0,30	1 : 1,6

5 Ernährung

Fortsetzung sonstige Lebensmittel

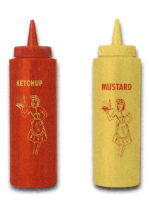

Bezeichnung	Fructose g/100g	Glucose g/100g	Verhältnis
Mandarine Konfitüre	0,48	0,63	1 : 1,3
Mango Konfitüre	1,00	0,24	1 : 0,2
Meerrettichmayonnaise	0,58	0,39	1 : 0,7
Mixed Pickles	1,05	1,51	1 : 1,4
Nuss-Nougat-Creme für Diabetiker	47,90	0,17	1 : 0,0
Orange Konfitüre	1,06	0,93	1 : 0,9
Ravioli vegetarisch	0,13	0,74	1 : 5,9
Selleriesalat	0,11	0,08	1 : 0,7
Senf	0,42	0,66	1 : 1,6
Sojawürstchen	1,01	3,01	1 : 3,0
Tomatenketchup	12,00	10,20	1 : 0,9
Tomatenmark	12,64	10,74	1 : 0,8
Wildpilzmischung	0,37	0,89	1 : 2,4

Sorbit (E 420) und andere künstliche Süßstoffe

Sorbit ist ein künstlicher Süßstoff, der auf Zutatenlisten von Lebensmitteln auch als Sorbitol oder E 420 bezeichnet wird. Anders als bei den meisten Zuckerarten wird für den Abbau von Sorbit im menschlichen Organismus kein Insulin benötigt. Aus diesem Grund verwendet man es als Süßungsmittel für Diabetikerprodukte. Sorbit besitzt etwa die Hälfte der Süßkraft des Haushaltszuckers und ebenso viele Kalorien.

Für Menschen mit Fructose-Intoleranz weist Sorbit einen entscheidenden Nachteil auf: Es blockiert das Transportsystem GLUT-5, welches für die Verstoffwechselung von Fruchtzucker im Dünndarm verantwortlich ist. Die geringe Restaktivität des Transportproteins wird also durch den Konsum dieses Süßstoffes vorübergehend stillgelegt, so dass der Verzehr nur geringster Mengen an Fruchtzucker beim Betroffenen zu Beeinträchtigungen führen kann. Aus diesem Grund ist es wichtig, sorbithaltige Nahrungsmittel so konsequent wie möglich vom Speiseplan zu verbannen. Gleiches gilt übrigens auch für die seltener verwendeten Süßstoffe Mannit (E 421), Isomalt (E 953) und Xylit (E 967).

Natürlicherweise findet man Sorbit in einigen Früchten wie Pflaumen, Kirschen oder Pfirsichen. Auch diverse Bier- und Weinsorten können Sorbit enthalten, genauso wie Kaugummis, Bonbons und alle Arten von Diabetikerprodukten und zuckerfreier Diätkost. Wie Fructose wird auch Sorbit als Hilfsstoff in pharmazeutischen Erzeugnissen verwendet. Bei der Herstellung von Ketchup, Senf und Mayonnaisen, Toasts und Biskuits sowie bei Süßwaren, Marinaden und Dressings dient es darüber hinaus als Feuchthaltemittel.

> **INFO**
>
> ## Vorsicht, zuckerfrei!
>
> Der Packungshinweis »zuckerfrei« ist übrigens vielfach ein Indiz für die Verwendung von Sorbit. Die Zutatenliste solcher Lebensmittel sollte daher besonders genau studiert werden. Der Konsum geringster Mengen Sorbit kann bereits einen Durchfall auslösen. Aus diesem Grund werden die Hersteller von sorbithaltigen Lebensmitteln vom Gesetzgeber verpflichtet, einen entsprechenden Warnhinweis auf der Verpackung anzubringen.

Sorbithaltige Lebensmittel

Bezeichnung	Sorbitgehalt g/100g
Apfel	0,51
Apfel Fruchtnektar	0,24
Apfel Fruchtsaft	0,48
Apfelstrudel	0,44
Aprikose	0,80
Aprikose Fruchtnektar	0,29
Aprikose Fruchtsaft	0,73
Birne	2,17
Birne Fruchtnektar	1,01
Birne Fruchtsaft	2,01
Biskuitrolle	0,07
Buttermilch mit Früchten	0,03

5 Ernährung

Fortsetzung sorbithaltige Lebensmittel

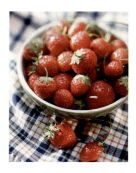

Bezeichnung	Sorbitgehalt g/100g
Diabetikerkonfitüre	8,98
Diätjoghurt mit Früchten	0,04
Erdbeere	0,03
Erdbeere Fruchtsaft	0,03
Fruchtcreme	0,16
Fruchtdickmilch Diät	0,04
Fruchteis	0,16
Fruchtjoghurt entrahmt	0,03
Fruchtschnitten	0,16
Fruchtsirup	0,17
Gedeckter Apfelkuchen	0,38
Joghurt 10 % mit Früchten	0,03
Joghurt mit Fruchtzubereitung	0,03
Joghurtschnitte	0,26
Meerrettichmayonnaise	0,04
Nektarine	0,09
Nektarine Fruchtnektar	0,04
Nektarine Fruchtsaft	0,08
Pfirsich	0,89
Pfirsich Fruchtnektar	0,37
Pfirsich Fruchtsaft	0,82
Pflaumen	1,43
Pflaumen Fruchtnektar	0,39
Pflaumen Fruchtsaft	1,30
Quark-Apfel-Torte	0,20
Trinkmilch mit Früchten	0,03
Vogelbeere	8,53
Weintrauben	0,20
Weintrauben Fruchtsaft	0,19
Weintrauben Fruchtnektar	0,09

Sonstige Lebensmittel

Auf einen Blick: Geeignete und ungeeignete Lebensmittel bei Fructose-Intoleranz

geeignete Lebensmittel	ungeeignete Lebensmittel
Zahlreiche Gemüsesorten und Pilze: Schwarzwurzel, Knollensellerie, Radieschen, Spinat, Erbsen, Brokkoli, Pfifferling, Steinpilz, Champignon	Ballaststoffreiches Gemüse und Rohkost: Kohlgemüse, Bohnen, Lauch, Linsen
In kleinsten Mengen: Fructosearme Obstsorten mit hohem Glucoseanteil wie Avocado, Papaya, Rhabarber	Fructosereiche Obstsorten mit relativ niedrigem Glucoseanteil: Apfel, Birne, Kirsche, Kiwi, Quitte, Trockenfrüchte (Datteln, Feigen, Rosinen)
Naturbelassene Milchprodukte (falls keine Laktose-Intoleranz besteht!), Eier und Käse: Milch, Quark, Joghurt, Dickmilch, Buttermilch	Mit Früchten und Fruchtaromen angereicherte Milchprodukte: Fruchtjoghurt, Fruchtquark, Fruchtmolke, Fruchtbuttermilch
Kohlenhydrathaltige Lebensmittel: Nudeln, Reis, Kartoffeln, Mais, Buchweizengrieß	Ballaststoffreiche Kohlenhydrate wie Dinkel, Hirse und Haferflocken sind bisweilen schlechter verträglich
Fleisch, Fisch und Wurstwaren	Marinierte Fleischwaren, eingelegter Fisch
Brot und Brötchen: Roggen, Weizen (auf Fructose in Backmischungen achten!)	Backwaren mit Honig und Früchten: Honigkuchen, Rosinenbrot
Knabbergebäck ohne Zuckerzusatz: Salzstangen, Laugengebäck, Reisbrot	Süßigkeiten aller Art: Honig, Marmelade, Schokolade, Eis etc.
Gemüsebrühe, helle Essig-Essenz, Zitronensaft (in kleinen Mengen), frische Gewürze	Saucen, Marinaden und Fertigprodukte, die Fruchtzucker enthalten: Ketchup, Mayonnaise, Fleisch- und Fischmarinade, fertige Salatdressings und Tütensuppen
Traubenzucker oder Milchzucker (falls keine Laktose-Intoleranz besteht!)	Diabetiker- und Diätprodukte mit Fructose und künstlichen Zuckeraustauschstoffen, vor allem Sorbit
Mineralwasser, schwarzer und grüner Tee (ohne Aromastoffe), ungesüßter Kaffee, Milch (falls keine Laktose-Intoleranz besteht!), Bier, Wein und Sekt (in kleinen Mengen), mit Wasser verdünnte Obstsäfte	Obst- und Gemüsesäfte, Limonaden und Colagetränke (auch Light-Produkte), Softdrinks, Likör, Portwein

5 Ernährung

Praxistipps für einen gesunden Darm

- Bemühen Sie sich generell um eine gesündere Ernährungsweise, in der Süßigkeiten, Alkohol und schwere Speisen eine Ausnahme darstellen.
- Besänftigen Sie Ihren Magen-Darm-Trakt mit viel Tee. Legen Sie einen Vorrat an heißem Wasser in einer Thermoskanne an, das erleichtert die Zubereitung.
- Kommt es innerhalb der ersten Diätphase zu Verstopfung, so lockern Sie die Vorschriften und essen Sie mehr ballaststoffreiches Obst und Gemüse.
- Die letzte Mahlzeit eines Tages sollte bis 17 Uhr eingenommen werden. Kommt im Laufe des Abends Hunger auf, so beruhigen Sie Ihren Magen mit Tee aus Anis, Kümmel und Fenchel.
- Nehmen Sie sich Zeit für jede Mahlzeit: Arbeiten, Fernsehen oder Lesen sind während des Essens tabu.
- Kohlenhydrathaltige Speisen sollten sich beim Kochen nicht mit Fett vollsaugen. Verwenden Sie hochwertig beschichtete Pfannen, um mit wenig Fett oder Öl auszukommen.
- Essen Sie nicht mehr, als Ihr Körper wirklich (ver-)braucht.
- Viele kleine Mahlzeiten sind besser als wenige große. Versuchen Sie, fünf kleine Mahlzeiten pro Tag zu sich zu nehmen anstatt drei große.
- Verwenden Sie im Falle einer Verstopfung keine Abführmittel, zu denen Ihr Arzt Ihnen nicht ausdrücklich geraten hat.
- Kauen Sie lange und sorgsam, um die Nahrung gut einzuspeicheln. Nicht ohne Grund sagt man: Gut gekaut ist halb verdaut.

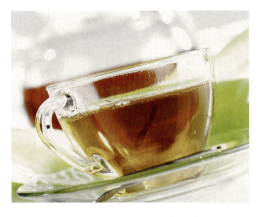

▲ Tee mit Anis, Fenchel und Kümmel beruhigt den Magen.

Sonstige Lebensmittel

- Gehen Sie sparsam mit scharfen Gewürzen um.
- Verzichten Sie auf kohlensäurehaltige Getränke und besonders abends auf blähende Lebensmittel wie Kohlgemüse oder Linsen.
- Meiden Sie den Konsum großer Mengen an Zucker und stark gesüßter Speisen.
- Bereiten Sie Ihre Speisen auf schonende Art zu: Kochen und Dünsten ist besser als Braten oder Grillen.
- Sorgen Sie für ausreichend Bewegung, aber meiden sie Überanstrengung: Sie hemmt die Stoffwechselprozesse im menschlichen Körper.
- Vermeiden Sie Nährstoffdefizite und Ihre Folgeerkrankungen, indem Sie lebenslang auf eine ausreichende Zufuhr an Zink und Folsäure achten.
- Trinken Sie zwischen den Mahlzeiten viel und während der Mahlzeiten wenig.
- Der Darm profitiert von Sport und Bewegung: Ausdauertraining und eine aktive Lebensweise bringen die Darmtätigkeit in Schwung.
- Bemühen Sie sich trotz der ungewohnten Einschränkungen um eine ausgewogene und abwechslungsreiche Ernährung.
- Verzeihen Sie sich vereinzelte Diätfehler und versuchen Sie nicht, alle Diätvorgaben auf einmal zu befolgen. Seien Sie geduldig und nachsichtig bei der Bewertung Ihrer Fortschritte.
- Sehen Sie das Positive an Ihrer Erkrankung: Sie sind gezwungen, sich mit Ihrer Ernährung auseinander zu setzen und achten zwangsweise auf einen gesunden Lebensstil. Dies kann Ihnen langfristig nur Vorteile bringen.
- Verbessert sich Ihr Zustand trotz Diät nur unwesentlich, so klären Sie unbedingt auch weitere Unverträglichkeiten wie Laktose- und Histamin-Intoleranz ab. Auch ein Reizdarmsyndrom ist in diesem Falle sehr wahrscheinlich.

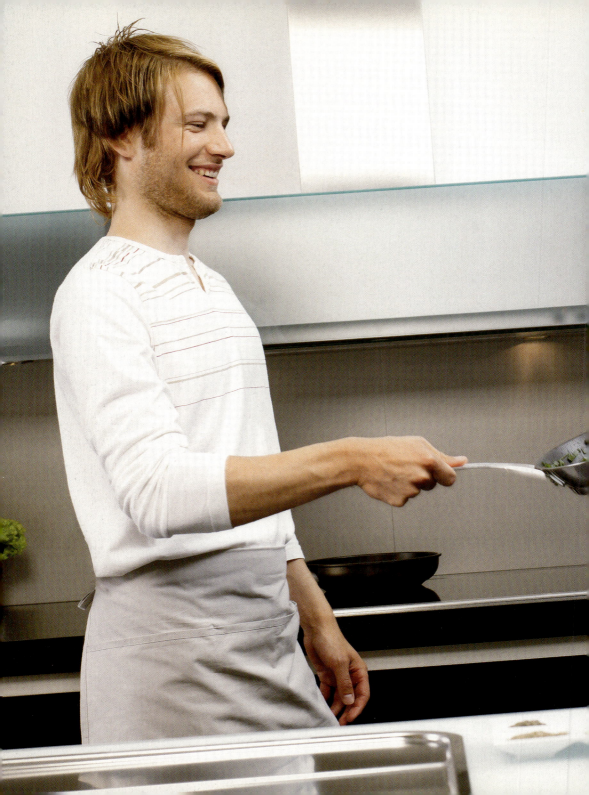

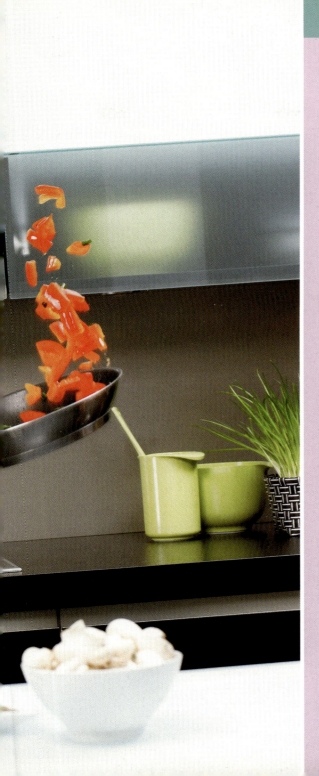

6 Rezepte

Fructosearm genießen

Fructosearme Ernährung heißt keineswegs, dass nun Eintönigkeit in Ihrer Küche herrschen soll. Essen Sie auch weiterhin Obst und Gemüse – in den für Sie verträglichen Mengen. Mit den folgenden Rezepten will ich Ihnen einen kleinen Anreiz für Kreativität und eigene Koch- und Backideen geben, damit Sie auch weiterhin mit Genuss kochen und essen.

6 Fructosearm genießen

REZEPTE

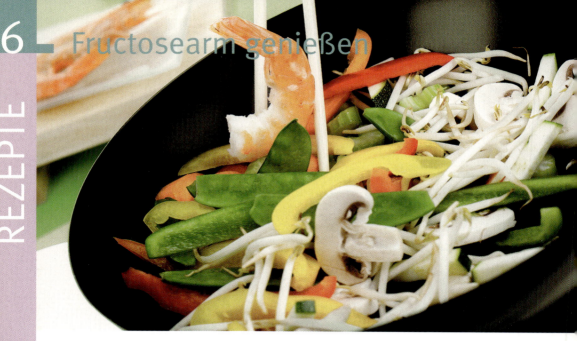

Info
Auch Menschen mit Fructose-Intoleranz brauchen nicht auf abwechslungsreiche Mahlzeiten und lukullische Genüsse zu verzichten.

Sie haben nun erfahren, welche Speisen Sie in welchen Mengen bedenkenlos zu sich nehmen können. Auf den folgenden Seiten finden Sie eine Auswahl an fructosearmen Rezepten, die Sie im Rahmen Ihrer Auslassdiät bedenkenlos genießen dürfen. Bitte betrachten Sie dieses Kapitel nicht als strenge Vorgabe für Ihre Auslassdiät, sondern als Beweis dafür, dass eine fructosearme Ernährung keinesfalls gleichzusetzen ist mit Verzicht und Eintönigkeit. Fast alle Rezepte enthalten kleinste Mengen an Fruchtzucker, welche aber auch bei stark ausgeprägter FI zu keinerlei spürbaren Beschwerden führen. Die Rezeptvorschläge sollen Sie auch daran erinnern, dass Obst und Gemüse weiterhin auf Ihren Speiseplan gehören. Deshalb wurden die verwendeten Sorten und Mengen an Ihre diätetischen Erfordernisse angepasst. Natürlich können Sie auch völlig fructosefrei kochen, doch dies ist – wie Sie mittlerweile wissen – keinesfalls nötig. Alle Rezepte wurden entworfen für Menschen mit intestinaler Fructose-Intoleranz und sind bei hereditärer Fructose-Intoleranz nicht geeignet.

Die Sammlung ist entstanden mit freundlicher Unterstützung von Frau Isabella Kedzierski sowie den Firmen Meggle®, Ketchum GmbH® und CMA Deutsche Butter®.

Suppen & Snacks

Frischkäse-Butter-Spinatcreme

- Spinat putzen, waschen und in reichlich kochendem Salzwasser 1–2 Minuten blanchieren. In ein Sieb gießen, mit kaltem Wasser abschrecken; abtropfen lassen. Spinat auftauen lassen, in einem Tuch kräftig ausdrücken und grob hacken.

- Zwiebel schälen, würfeln und zusammen mit dem Spinat und zwei Esslöffeln Butter in einem flachen Topf 2–3 Minuten dünsten. Salzen, Pfeffern, mit Muskat abschmecken und vom Herd nehmen.

- Sobald der Spinat nur noch lauwarm ist, Frischkäse und restliche Butter einrühren. Die Zutaten verbinden sich am besten, wenn sie ungefähr die gleiche Temperatur haben. Die Creme abschmecken und auf Knäckebrotscheiben streichen.

- Cocktailtomaten vierteln und auf den Broten verteilen.

- Übrigens: Die Frischkäse-Butter-Spinatcreme eignet sich auch als Dipp für Grillgerichte oder rohe Gemüsesticks.

Zutaten für 2 Personen

100 g	Blattspinat tiefgekühlt
100 g	Doppelrahm-Frischkäse
50 g	Cocktailtomaten
75 g	deutsche Butter
4	Scheiben Sesam-Knäckebrot
1	Zwiebel
	Muskatnuss
	Pfeffer
	Salz

Pro Portion:

Fructosegehalt: 0,62 g
Glucosegehalt: 0,79 g
Verhältnis Fructose/Glucose: 1:1,3

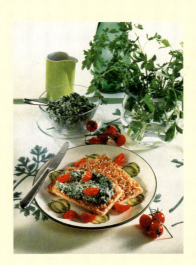

87

6 Fructosearm genießen

Graubrot mit warmen Erdäpfeln, frischen Steinpilzen und Thymian

Zutaten für 2 Portionen

- 250 g Kartoffeln
- 250 g frische Steinpilze
- 100 ml Sahne
- 80 g Butter
- Muskat
- Salz
- Pfeffer
- Kümmel gemahlen
- Thymian frisch
- 2 Scheiben scharf gebackenes Graubrot

Pro Portion:

Fructosegehalt: 0,42 g
Glucosegehalt: 0,65 g
Verhältnis Fructose/Glucose: 1:1,5

▪ Die Kartoffeln in Salzwasser kochen, durch die Kartoffelpresse drücken. Die Sahne mit 25 g Butter kurz erhitzen, mit dem Kartoffelpüree, Muskat, Salz und Pfeffer in einer Kasserolle bei geringer Hitze mit dem Schneebesen aufschlagen und beiseite stellen.

▪ Die Steinpilze putzen, in Scheiben schneiden und in der Pfanne mit 25 g Butter kurz ansautieren, mit Salz, Pfeffer und gemahlenem Kümmel abschmecken, kurz vor Schluss gehackten Thymian unterheben.

▪ Die Brotscheiben mit der restlichen Butter bestreichen, mit je 4 Nocken Püree belegen und die Steinpilze auf das Püree verteilen. Die Brote in vier Streifen schneiden. Mit frischen Thymianzweigen servieren.

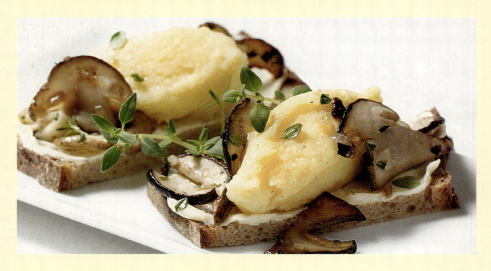

Suppen & Snacks

Thymian-Pilzsuppe mit Parmesannocken

- Steinpilze in $^{1}/_{2}$ Liter heißem Wasser einige Stunden einweichen. Fein gewürfelte Zwiebel in einem El Öl andünsten. Steinpilze mit Einweichwasser und Gemüsefond dazugeben und bei starker Hitze einkochen lassen. Gemüsefond durch ein Sieb gießen.

- Reichlich Thymian zugeben. 125 ml Wasser und Butter aufkochen, Weizengrieß unter Rühren einstreuen und so lange erhitzen, bis sich ein Kloß bildet. Den Kloß in eine Schüssel geben und mit Thymian, Parmesan und Eigelb unterrühren. Mit Salz, Pfeffer und Muskat würzen. Mit einem Teelöffel etwa 15 Nocken aus der Grießmasse abstechen, in kochendes Salzwasser geben und fünf Minuten garen lassen.

- Die Austernpilze putzen und in Scheiben schneiden. Mit Thymian im Öl anbraten, salzen und pfeffern. Nocken und Pilze in die erhitzte Pilzbrühe geben und anrichten.

Zutaten für 2 Portionen

400 ml Gemüsebrühe
150 g Austernpilze
25 g Weizengrieß
20 g getrocknete Steinpilze
20 g geriebener Parmesan
2 EL Öl
1 Eigelb
$^{1}/_{2}$ Zwiebel
Thymian
Salz
Pfeffer
Muskat

Pro Portion:

Fructosegehalt: 2,5 g
Glucosegehalt: 3,5 g
Verhältnis Fructose/Glucose: 1:1,4

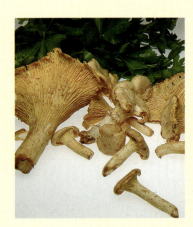

6 Fructosearm genießen

Lauwarme Joghurt-Suppe mit Kapuzinerkresse-Blüten

Zutaten für 2 Personen

300 ml	Gemüsebrühe
250 g	Vollmilchjoghurt
50 g	Champignons
50 g	mild gesäuerte Butter
6	Kapuzinerkresse-Blüten
1	Bund gemischte Kräuter
½	Bund Frühlingszwiebeln
	Salz
	Pfeffer
	Muskat

Pro Portion:

Fructosegehalt: 1,10 g
Glucosegehalt: 1,42 g
Verhältnis Fructose/Glucose:
1 : 1,3

▌ Frühlingszwiebeln putzen und waschen, dann die Champignons kurz abspülen und die Wurzelreste abschneiden. Zwei EL mild gesäuerte Butter in einem mittelgroßen Topf erhitzen, Frühlingszwiebeln und Pilze dazugeben und 2–3 Minuten anschwitzen. Mit Salz und Pfeffer würzen und mit 300 ml Brühe aufgießen. Das Ganze zum Kochen bringen und 10 Minuten bei mittlerer Hitze garen.

▌ In der Zwischenzeit die Kräuter waschen und trocken schleudern, dicke Stiele entfernen und die Blätter grob zerkleinern. Anschließend die Kräuter in die Suppe geben, im Mixer oder mit dem Pürierstab fein pürieren und nach und nach die restliche Butter dazugeben. Kräutersuppe vom Herd nehmen, kurz abkühlen lassen und den Joghurt unterrühren.

▌ Mit Salz, Pfeffer und Muskat abschmecken. Auf Teller oder Schalen verteilen und mit Kresse-Blüten dekorieren und servieren.

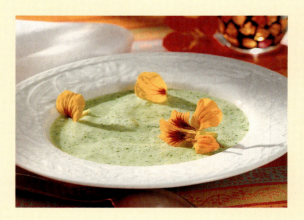

Fleisch & Fisch

Friesisches Hühnerfrikassee

■ Die gewaschene Poularde in Salzwasser zum Kochen bringen und Suppengrün, Zwiebel und Lorbeerblatt mit Pfefferkörnern zugeben. Das Ganze etwa 75 Minuten gar kochen. Die Poularde stets mit heißem Wasser übergießen.

■ Die Brühe anschließend durch ein Sieb abseihen. Die Poularde entnehmen, Haut entfernen und das Fleisch in große Würfel schneiden. Die Möhre in kleine Würfel schneiden.

■ **Für die Sauce:** Fein gewürfelte Zwiebel in Butter glasig dünsten. Champignons in Scheiben schneiden, zugeben und mitdünsten. Mit Currypulver und Weizenmehl bestreuen und mit der Brühe ablöschen, dabei mit einem Schneebesen gut durchschlagen und fünf Minuten kochen lassen.

■ Erbsen in die Sauce geben und fünf Minuten kochen, danach die Crème fraîche unterrühren, das Fleisch zugeben, mit Salz und Pfeffer würzen und aufkochen lassen.

■ Milch und Eigelb verschlagen und das Frikassee damit abziehen. Mit Möhrenwürfeln und Petersilie bestreuen. Empfehlung: Mit Reis und Salat servieren.

Zutaten für 2 Portionen

½	Poularde, küchenfertig
125 g	Champignons
75 g	Erbsen
20 g	Weizenmehl
1	große Zwiebel
1 EL	Milch
1	Eigelb
1	Lorbeerblatt
1 EL	Crème fraîche
1 TL	Petersilie, gehackt
½	Liter Wasser
½	Bund Suppengrün
	weiße Pfefferkörner
	Currypulver
	Salz und Pfeffer

Pro Portion:

Fructosegehalt: 0,8 g
Glucosegehalt: 1,3 g
Verhältnis Fructose/Glucose: 1:1,6

6 Fructosearm genießen

Ente in Kapernsauce

Zutaten für 2 Portionen

- ½ Ente
- 60 ml Hühnerbrühe
- 30 g Butter
- 3 EL Kapern
- ½ TL Zucker
- ½ TL Traubenzucker
- ½ Knoblauchzehe
- 1 TL Speisestärke
- Essig
- Öl
- Salz
- Pfeffer

Pro Portion:

Fructosegehalt: 2,19 g
Glucosegehalt: 7,16 g
Verhältnis Fructose/Glucose: 1:3,3

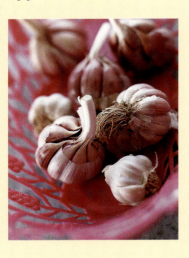

- Die Ente waschen und mit zerdrücktem Knoblauch einreiben, salzen und pfeffern. Öl und Butter in einem Bräter erhitzen und die Ente darin anbraten. Mit Hühnerbrühe angießen und 90 Minuten bei geschlossenem Deckel garen.

- Zucker und Traubenzucker in etwas Wasser in einem kleinen Topf auflösen und bis zum Karamellisieren einkochen. Etwas Essig und Bratensaft dazugeben und bei mittlerer Hitze unter Rühren aufkochen.

- Die Ente warm stellen und das überschüssige Fett des Bratensaftes abschöpfen. Den Bratensaft mit in Wasser aufgelöster Speisestärke binden, die Kapern hinzufügen und bei großer Hitze einkochen und eindicken. Danach die Zuckerlösung einrühren und die Ente mit Bratensaft übergießen und servieren.

Fleisch & Fisch

Hähnchenbruststreifen in Rhabarber-Sahnesauce

- Hähnchenbrüste würzen, in Mehl wenden und in Butterschmalz von beiden Seiten anbraten.

- Rhabarber putzen, waschen, abziehen und in kleine Stücke schneiden. Brühe mit der Sahne erhitzen, dabei ständig umrühren. Rhabarber zugeben und 5 Minuten garen, dann pürieren, Zucker zufügen und nochmals aufkochen. Mit Salz und Pfeffer abschmecken.

- Hähnchenbrüste in breite Streifen schneiden und auf Tellern anrichten. Mit Sauce übergießen und servieren.

Zutaten für 2 Portionen

400 g	Hähnchenbrustfilet
250 ml	Hühnerbrühe
225 g	Rhabarber
200 g	Schlagsahne
25 g	Butterschmalz
2 EL	Mehl
1 EL	Zucker
	Pfeffer weiß
	Salz

Pro Portion:

Fructosegehalt: 0,97 g
Glucosegehalt: 1,14 g
Verhältnis Fructose/Glucose:
1:1,2

6 Fructosearm genießen

REZEPTE

Schweinefilet mit Kartoffel-Pilz-Gratin

Zutaten für 2 Portionen

400 g	Kartoffeln
300 g	Schweinefilet
125 g	Champignons
200 ml	Schlagsahne
2 EL	Öl
2	Eier
2 EL	Crème fraîche
1	Brühwürfel
1	Zwiebel
	Paprika süß
	Muskat
	Pfeffer
	Salz

Pro Portion:

Fructosegehalt: 1,17 g
Glucosegehalt: 1,53 g
Verhältnis Fructose/Glucose:
1:1,3

▮ Geschälte Kartoffeln in Scheiben schneiden und in der Sahne zehn Minuten garen. Mit Pfeffer, Salz und Muskat würzen. Abgießen und die Sahne auffangen.

▮ Zwiebeln würfeln, Pilze halbieren und beides in Öl anbraten. Mit Pfeffer, Salz und Paprika würzen. Fleisch mit Pfeffer und Salz würzen und kurz anbraten.

▮ Die Sahne mit Eiern und Brühe verquirlen und nochmals mit Pfeffer, Salz und Muskat nachwürzen. Filetscheiben mit Pfeffer und Salz würzen und mit Kartoffeln und Pilzen in eine vorgefettete, feuerfeste Form geben. Die verquirlte Sahne darüber gießen und im vorgeheizten Backofen bei 200 Grad (Umluft 180 Grad) 40 Minuten backen.

▮ Anschließend mit Crème fraîche garnieren und servieren.

Fleisch & Fisch

Sunny American Brunch

- Das Eigelb mit Weißwein in eine Schüssel geben. Die Schüssel in ein warmes Wasserbad stellen und die Masse mit einem Rührgerät so lange aufschlagen, bis eine Creme entsteht. Unter ständigem Rühren nach und nach die Butter hinzufügen. Mit Zitronensaft, Pfeffer und Salz abschmecken.

- Den Schinken in Streifen schneiden und in einer Pfanne mit der Butter anbraten. Die Sonnenblumenkerne ebenfalls in eine Pfanne geben und leicht anrösten.

- In einem Topf Wasser zum Kochen bringen und den Essig dazugeben. Die Eier einzeln aufschlagen, so dass das Eigelb nicht zerläuft und vorsichtig in das schwach siedende Wasser geben. Drei Minuten pochieren. Die Eier mit einem Schaumlöffel herausnehmen und abtropfen lassen.

- Salatblätter und Kresse mit kaltem Wasser abspülen und trocken tupfen. Zum Schluss die Toastbrotscheiben toasten und nacheinander mit Salat, Schinken und Eiern belegen.

- Die Sauce hollandaise obenauf gießen. Vor dem Servieren mit Kresse und den gerösteten Sonnenblumenkernen anrichten.

Zutaten für 2 Personen

25 g	flüssige Butter
2	Scheiben Toastbrot
2	Scheiben gekochter Schinken
2	Blatt Romana-Salat
2 EL	Sonnenblumenkerne
2	Eier
2 EL	Weißwein
1	Eigelb
1	Spritzer Zitrone
1 TL	Essig
	Kresse zum Garnieren
	Butter
	Pfeffer
	Salz

Pro Portion:

Fructosegehalt: 0,21 g
Glucosegehalt: 0,24 g
Verhältnis Fructose/Glucose: 1:1,1

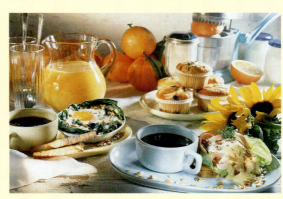

▶ Sunny American Brunch

6 Fructosearm genießen

Farfalle in Schinken-Mascarpone-Sauce

Zutaten für 2 Portionen

400 g	Nudeln (Farfalle)
100 g	gekochter Schinken
100 g	Mascarpone
50 ml	Sahne
20 g	Butter
	Parmesankäse
	Pfeffer
	Salz

Pro Portion:

Fructosegehalt: 0,00 g
Glucosegehalt: 0,00 g

■ Nudeln kochen und abtropfen lassen.

■ Schinken in Streifen schneiden und in Butter kurz anbraten. Sahne und Frischkäse zugeben und kurz erhitzen.

■ Fertige Sauce mit Nudeln vermengen, mit Pfeffer und Salz abschmecken und auf Tellern anrichten. Mit Parmesan bestreuen und servieren.

Rinderrouladen nach Försterart

Zutaten für 2 Portionen

2	große Rinderrouladen
200 ml	Fleischbrühe
50 ml	Schlagsahne
50 g	Champignons
1	Zwiebel
	Senf
	Öl
	Salz
	Pfeffer

Pro Portion:

Fructosegehalt: 0,30 g
Glucosegehalt: 0,44 g
Verhältnis Fructose/Glucose: 1:1,5

■ Rouladen mit Pfeffer und Salz würzen und mit Senf bestreichen. Geschnittene Champignons und Zwiebelringe auf dem Fleisch verteilen, aufrollen und mit Holzspießen fixieren. Die Rouladen in Öl scharf anbraten.

■ Anschließend Fleischbrühe zugießen und das Fleisch gar schmoren. Die Rouladen sollten zu einem Drittel mit Flüssigkeit bedeckt sein, bei Bedarf nachfüllen. Danach Rouladen entnehmen, den Bratensatz loskochen und die Soße sieben. Kurz aufkochen, mit Pfeffer und Salz abschmecken und Sahne dazugeben.

■ Die Rouladen noch ein paar Minuten in der Soße ziehen lassen und anrichten. Empfehlung: Mit Petersilien-Kartoffeln servieren.

Fleisch & Fisch

Butterlachs mit gebackenem Sauerklee auf Salat von gebratenen Steinpilzen

- Das Lachsfilet in ca. 30 g große Stücke schneiden und mit Salz und Koriander würzen. Kräuterbutter zerlaufen lassen und den Lachs rundherum damit einpinseln. Das Ganze auf ein Gitter setzen und bei 120 Grad 7–8 Minuten glasig garen.

- Die Steinpilze in Scheiben schneiden und mit der Joghurt-Butter, der halben Knoblauchzehe und dem Rosmarinzweig goldgelb anbraten und mit Balsamico, Olivenöl, Salz und Pfeffer abschmecken.

- Den Klee salzen, pfeffern, mehlen und in Olivenöl knusprig anbacken. Lachs und Steinpilze anrichten, mit Klee garnieren und warm servieren.

Zutaten für 2 Personen

200 g	Lachsfilet
200 g	Steinpilze
50 g	Sauerklee
25 g	Kräuterbutter
25 g	Joghurt-Butter
4 cl	Olivenöl
1	Rosmarinzweig
1 EL	Mehl
1 cl	Balsamico-Essig
½	Knoblauchzehe
	gemahlener Koriander
	Pfeffer
	Salz

Pro Portion:

Fructosegehalt: 0,07 g
Glucosegehalt: 0,33 g
Verhältnis Fructose/Glucose: 1:4,7

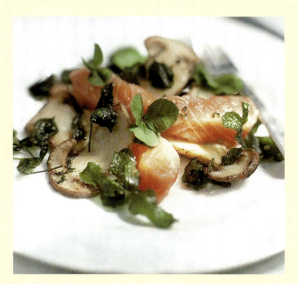

6 Fructosearm genießen

REZEPTE

Bandnudeln mit Pfifferlingen

Zutaten für 2 Portionen

200 g	Nudeln, weiße Band-nudeln
200 ml	Gemüsebrühe
150 g	Pfifferlinge, frisch
50 g	Speck geräuchert
	Paprikapulver edelsüß
1	Zwiebel
1 EL	Öl
1 EL	Crème fraîche
	Pfeffer
	Salz

■ Speck würfeln, Zwiebel fein hacken und beides in Öl auslassen bzw. andünsten. Geputzte Pfifferlinge zufügen und andünsten.

■ Mit Gemüsebrühe ablöschen und kurz aufkochen. Mit Crème fraîche, Pfeffer, Salz und Paprika abschmecken.

■ Bandnudeln kochen, abtropfen lassen und auf Tellern anrichten. Sauce übergießen und servieren.

Pro Portion:

Fructosegehalt: 0,51 g
Glucosegehalt: 0,72 g
Verhältnis Fructose/Glucose:
1:1,4

Vegetarisches Gorgonzola-Spinat-Gratin

Zutaten für 2 Portionen

250 g	Spinat
100 g	Gorgonzola, zerdrückt
80 g	Sahne
40 g	Butter
2	Schalotten gehackt
1 EL	Olivenöl
½	Knoblauchzehe gehackt
	Pfeffer
	Salz

■ In einer Pfanne Öl erhitzen und Schalotten und Knoblauch darin andünsten.

■ Den Spinat zugeben, pfeffern, salzen und zusammenfallen lassen. Sahne mit Butter und Käse kurz aufkochen und mit Pfeffer und Salz abschmecken. Den Spinat in eine gefettete Form geben und die Sauce darauf verteilen.

■ Bei 200 Grad etwa 20 Minuten backen und servieren.

Pro Portion:

Fructosegehalt: 0,50 g
Glucosegehalt: 0,75 g
Verhältnis Fructose/Glucose: 1:1,5

Vegetarisches/Süßes

Baiser-Rhabarberkuchen

Zutaten für 2 Portionen

- 750 g Rhabarber
- 300 g Zucker
- 250 g Mehl
- 100 g Margarine
- 30 g Speisestärke
- 5 Eier
- 1 Paket Vanillezucker
- 1 TL Backpulver
- 1 EL Puderzucker
- Salz

Pro Stück (12 Stücke):

Fructosegehalt: 0,24 g
Glucosegehalt: 0,25 g
Verhältnis Fructose/Glucose:
1:1,0

■ Rhabarber putzen, abtupfen, Fäden abziehen und Stangen in Stücke schneiden.

■ Margarine, Zucker und Vanillezucker schaumig schlagen, zwei ganze Eier und drei Eigelb unterrühren, Eiweiß aufbewahren. Mehl mit Speisestärke und Backpulver zusammen sieben und unter den Teig heben. Den Teig in eine vorgefettete Springform geben, Rhabarberstücke darauf geben und leicht eindrücken.

■ Im vorgeheizten Backofen auf mittlerer Schiene bei 180 Grad 25 Minuten backen. Das restliche Eiweiß mit Puderzucker und etwas Salz steif schlagen und auf den vorgebackenen Kuchen streichen. Nochmals 15–20 Minuten backen, bis die Oberfläche hellbraun ist.

Sahne-Avocadocreme

■ Das Avocadofleisch mit Milch, Traubenzucker und einem Spritzer Limettensaft im Mixer pürieren. Steif geschlagene Sahne unterheben, in Dessertbecher füllen und servieren.

Zutaten für 2 Portionen

- 1 reife Avocado
- 200 g Schlagsahne
- 75 ml Milch
- 3 EL Traubenzucker
- ½ Limette

Pro Portion:

Fructosegehalt: 0,22 g
Glucosegehalt: 0,76 g
Verhältnis Fructose/Glucose:
1:3,5

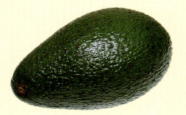

99

6 ∟ Stichwortverzeichnis

A

Antibiotika 57
Auslassdiät 50 ff
– fructosearme Lebens-
  mittel 52 f
– Praxistipps 51 ff

B

Backwaren 70 ff
– fructosearme 53
Baiser-Rhabarberkuchen
  99
Ballaststoffe 58, 69
Bandnudeln mit Pfiffer-
  lingen 98
Bauch, aufgeblähter 27
Bauchbeschwerden, un-
  klare 12
Bauchschmerzen 13
Beschwerden,
  alle Symptome 34 f
Bewegung 83
Bifidobakterien 57
Blutgerinnung 32
Brot 71 f
– fructosearmes 53
Butterlachs mit gebacke-
  nem Sauerklee 97

C

Colagetränke 74

D

Darm
– gesunder, Praxistipps
  82 f
– Unruhe 26 ff
Darmbakterien, gesunde
  57
Darmbeschwerden, un-
  erklärliche 11

Darmflora 29
– Aufbau 57
Darmsymptome, Ent-
  stehung 28
Depression 30 f
– Folsäure 32
Diarrhö, osmotische 28
Diät, fructosereduzierte
  49 ff
Dickdarm 28
Disaccharide 22
Dünndarm
– Arbeitsweise 22
– bakterielle Fehlbesied-
  lung 29
– Transportsystem 23
Durchfall 13

E

Ente in Kapernsauce 92
Ernährung, fructosearme,
  Rezepte 87 ff
Essgewohnheiten, ver-
  änderte 14

F

Farfalle in Schinken-
  Mascarpone-Sauce 96
Fehldiagnose 44 f
Fermentation 27
Fertigprodukte 14
Fettsäuren, kurzkettige 39
Fisch 70
Fleisch 70
Folsäure 56
Folsäuremangel 31 f
Frischkäse-Butter-Spinat-
  creme 87
Fruchtsaft 73 ff
Fructobalax 56
Fructose, bakterielle
  Fermentation 28

Fructose-1,6-Diphosphata-
  se-Mangel, vererbter 43
Fructose-1-Phosphat-Aldo-
  lase 20 f
Fructose-Intoleranz
– Formen 18 ff
– hereditäre 19 ff
– – Beschwerden 35
– – Diagnose 43 f
– intestinale 11, 19
Fructosesirup 73

G

Gasentwicklung 27
Gemüse 65 ff
Gemüsesaft 73
Gemüsesorten, fructose-
  arme 52
Gentest, hereditäre Fructo-
  se-Intoleranz 43
Getränke 73 ff
– fructosefreie 53
Glucose (s. auch Trauben-
  zucker) 21, 59
GLUT-5 23
Gorgonzola-Spinat-Gratin,
  vegetarisches 98
Graubrot mit warmen
  Erdäpfeln 88

H

H_2-Atemtest 13, 38 ff
– Beweiskraft 42
– Verhaltensregeln 40
Hähnchenbruststreifen
  in Rhabarber-Sahne-
  sauce 93
Herz, Beklemmungsgefühl
  27
Histamin-Intoleranz 44 f, 70
Honig 76 f
– Brotsorten 71

Stichwortverzeichnis

Hühnerfrikassee,
  friesisches 91

I

Ileozökalklappe, undichte
  29
Immunabwehr 33
Isomalt (E 953) 79

J

Joghurt-Suppe, lauwarme
  90

K

Karenzphase 51
Kohlenhydrate, Resorption
  22 f

L

Lactobacillus acidophilus
  57
Lactulose 42
Laktose-Intoleranz 44 f
Lebensmittel
– fructosearme 52 f
– – kohlenhydrathaltige 53
– geeignete und ungeeig-
  nete 81
– kohlenhydrathaltige 69
– sonstige 76 ff
– sorbithaltige 78 ff
Limonade 73

M

Magenbeschwerden, uner-
  klärliche 11

Magen-Darm-Störung
– Differenzialdiagnose 43
– funktionelle 45
Medikamente 77
Methan 27, 42
Milchprodukte 67 f
Monosaccharide 22

N

Non-Producer-Status 42
Nüchternwert 40

O

Obst 62 ff
– Tabelle 63 ff
Obstsorten, fructosearme
  52

P

Pilze
– fructosearme 52
– Tabelle 66 f
Polysaccharide 22
Präbiotika 58
Probiotika 58

R

Reizdarmsyndrom 44 f
Resorption 22
Rezepte 87 ff
Rinderrouladen nach
  Försterart 96
Rohkost 65

S

Saccharose 23
Sahne-Avocadocreme 99

Schweinefilet mit Kartoffel-
  Pilz-Gratin 94
Selbsttest-Fragebogen 16 f
Serotonin 30 f
Sorbit (E420) 78 ff
Sport 83
Sunny American Brunch 95
Süßes, Heißhunger 30
Süßigkeiten 81
Süßstoffe, künstliche 78 ff

T

Tagebuch 54 f
Tee 82
Thymian-Pilzsuppe mit
  Parmesannocken 89
Traubenzucker (s. auch
  Glucose) 21
– Obst 63 ff
Traubenzuckerdragee 59
Tryptophan 30

V

Verträglichkeitsgrenze,
  persönliche 49
Vitaminmangel 32

W

Wasserstoff-Abatmung 41
Wurstwaren 70

X

Xylit (E967) 79

Z

Zink 56
Zinkmangel 33

Bibliografische Information der Deutschen Nationalbibliothek
Die Deutsche Nationalbibliothek verzeichnet diese Publikation in der Deutschen Nationalbibliografie;
detaillierte bibliografische Daten sind im Internet über http://dnb.d-nb.de abrufbar

2. überarbeitete Auflage

© 2005, 2007 TRIAS Verlag in MVS
Medizinverlage Stuttgart GmbH & Co. KG
Oswald-Hesse-Str. 50 · 70469 Stuttgart

Printed in Germany

Programmplanung: Uta Spieldiener

Redaktion: Inge Weißgerber, Anne Bleick

Bildredaktion: Christoph Frick

Umschlaggestaltung:
CYCLUS · Visuelle Kommunikation, Stuttgart

Bildnachweis:
Umschlagfoto: Zefa
Fotos im Innenteil: CMA: S. 87, 88, 90; Corel Candy
Backgrounds: S. 59; Corel Stock: S. 38; Creativ
Collection: S. 11; Dynamic Graphics: S. 24/25,
46/47; Everyday Health: S. 12, 35 unten; Foto Clip
Collection: S. 52; Christoph Frick: S. 89, 99; Medical
Cons: S. 77; Meggle: S. 97; MEV: S. 10; MEV-Food:
S. 48, 53 unten, 54, 62, 71, 73, 75, 82, 84/85, 86;
Micro-Medical Instrumente GmbH: S. 39; Photo Alto:
S. 26, 58, 76, 80, 92; Photo Disc: S. 33, 36/37, 53,
60/61, 64, 65, 66, 67, 68, 69, 72, 74; Pixland: S. 30,
34, 35 oben; Renate Stockinger: S. 15
Alle anderen Fotos:
Archiv der Thieme-Verlagsgruppe
Die abgebildeten Personen haben in keiner Weise
etwas mit der Krankheit zu tun.

Zeichnungen: Christine Lackner

Gedruckt auf chlorfrei gebleichtem Papier

Satz: Fotosatz H. Buck, Kumhausen
gesetzt in QuarkXPress 3.1
Druck: Westermann Druck Zwickau GmbH

ISBN 978-3-8304-3395-8   2 3 4 5 6

Wichtiger Hinweis:
Wie jede Wissenschaft ist die Medizin ständigen Entwicklungen unterworfen. Forschung und klinische Erfahrung erweitern unsere Erkenntnisse, insbesondere was Behandlung und medikamentöse Therapie anbelangt. Soweit in diesem Werk eine Dosierung oder eine Applikation erwähnt wird, darf der Leser zwar darauf vertrauen, dass Autoren und Verlag große Sorgfalt darauf verwandt haben, dass diese Angabe dem **Wissensstand bei Fertigstellung des Werkes** entspricht.
Die Ratschläge und Empfehlungen dieses Buches wurden vom Autor und Verlag nach bestem Wissen und Gewissen erarbeitet und sorgfältig geprüft. Dennoch kann eine Garantie nicht übernommen werden. Eine Haftung

des Autors, des Verlages oder seiner Beauftragten für Personen-, Sach- oder Vermögensschäden ist ausgeschlossen.

Geschützte Warennamen (Warenzeichen) werden nicht besonders kenntlich gemacht. Aus dem Fehlen eines solchen Hinweises kann also nicht geschlossen werden, dass es sich um einen freien Warennamen handelt. Das Werk, einschließlich aller seiner Teile, ist urheberrechtlich geschützt. Jede Verwertung außerhalb der engen Grenzen des Urheberrechtsgesetzes ist ohne Zustimmung des Verlages unzulässig und strafbar. Das gilt insbesondere für Vervielfältigungen, Übersetzungen, Mikroverfilmungen und die Einspeicherung und Verarbeitung in elektronischen Systemen.

Fruchtzucker ganz einfach meiden

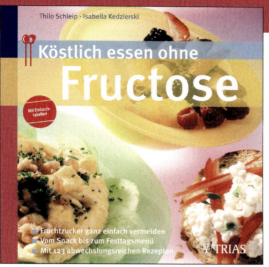

Das Kochbuch

Abwechslungsreich kochen ohne Fruchtzucker

Dieses Buch bietet 126 originelle Koch- und Backideen mit fructose-armen oder - freien Zutaten. Mit leckeren Gemüseaufläufen, internationalen Köstlichkeiten und fruchtig-süßen Desserts wird es nie langweilig auf dem Tisch.

Thilo Schleip
Köstlich essen ohne Fructose
€ 17,95 [D] / CHF 31,40
ISBN 978-3-8304-3326-2

Die Einkaufsliste

Lebensmittel gezielt auswählen

Über 1000 Nahrungsmittel, Fertigerichte, Snacks, Restaurant-Speisen, Fast-Food bewertet dieses praktische Buch im Hosentaschen-Format. Über das farbige Bewertungssystem sehen Sie sofort, welche Nahrungsmittel für Sie bestens und welche weniger geeignet sind.

Thilo Schleip
Richtig einkaufen bei Fructose-Intoleranz
€ 7,95 [D] / CHF 13,90
ISBN 978-3-8304-3327-9

In Ihrer Buchhandlung oder
bei TRIAS in
MVS Medizinverlage Stuttgart
Postfach 30 05 04
70445 Stuttgart
www.trias-gesundheit.de

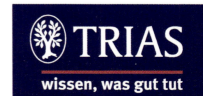

Hier finden Sie garantiert verlässliche Information

Mit diesen Büchern ist die Unsicherheit vom Tisch

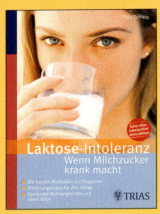

Thilo Schleip
Laktose-Intoleranz: Wenn Milchzucker krank macht
€ 12,95 [D] / CHF 22,70
ISBN 978-3-8304-3240-1

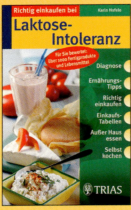

Karin Hofele
Richtig einkaufen bei Laktose-Intoleranz
€ 7,95 [D] / CHF 13,90
ISBN 978-3-8304-3357-6

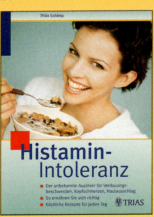

Thilo Schleip
Histamin-Intoleranz
€ 12,95 [D] / CHF 22,70
ISBN 978-3-8304-3204-3

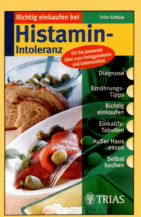

Thilo Schleip
Richtig einkaufen bei Histamin-Intolernanz
€ 7,95 [D] / CHF 13,90
ISBN 978-3-8304-3319-4

In Ihrer Buchhandlung oder bei TRIAS in
MVS Medizinverlage Stuttgart
Postfach 30 05 04
70445 Stuttgart

www.trias-gesundheit.de

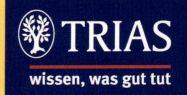